天下文化
BELIEVE IN READING

洪惠風醫師心臟保健室

控制三高、平衡自律神經，從心臟病的預防、診斷、治療到延緩老化的專業建議

洪惠風 著

目錄

PART 2

有這些症狀，是心臟病嗎？

可以是又慢又亂、或是又快又亂……要取得診斷，最好是不舒服當下做心電圖檢查。

10 昏倒 118

造成昏倒的原因有輕有重，基本上要從心臟內科及神經內科著手檢查，排除掉可處理的嚴重問題，才能避免憾事。

11 累 128

「累」在心臟內科門診也是重要症狀，但牽涉的科別與診斷很多，相當複雜，有時也不一定是「累」，很難定義。

12 量血壓的注意要點 137

台灣高血壓治療指引強調在家中量血壓，提出「七二二法則」，建議連續七天在睡前一小時內以及起床一小時內，分別隔一分鐘各量兩次取平均值。

PART 3

這些年病人教我的事

PART 4 日常保養，愛護你的心

自序

說服人最好的方式，是講故事

早上的門診結束時，已經下午三點多，診間的門又被推開，進來了一對母子，兒子看起來十七、八歲，他們送給我一盒水果。

「醫師，你不認得我們了吧？」那位母親問。

我看了看他們，真的沒什麼印象。

「六、七年前，你幫他通了腎臟的血管。」

我還是沒什麼印象，媽媽接著繼續說：「小兒科劉醫師轉來的。」

我看著少年，實在認不出來，六、七年前他只有十一、二歲，和現在的長相應該完全不一樣，也許我看到心導管照片就會想起來，但當下卻一點印象都沒有。

「那時他的血壓都高到兩百多[1]，你幫他通了以後就正常了。他今年考上台大，我們特地來謝謝醫師。」

我突然覺得有一條久未被觸弄的心弦受到撩撥，有些不能自已。那麼久以前的事，病人竟然記到現在。對我們醫師來說，常常只是日常的一部分，有時甚至只是門診簡單的一席話，卻可能改變病人的人生走向。

醫師的影響力，往往超過自己的想像，這些，才是支持同仁們堅持下去的力量，但是一位醫師能接觸到的病人畢竟有限，藉著寫作或者其他傳播方式，才能發揮最大的影響力。

十年前，我的工作非常繁忙，看不完的病人、接不完的演講、做不完的行政業務，某天在北京演講後回台灣的飛機上，我出現顏面神經麻痺的狀況，請假休養了一段時間，待在家裡卻感覺生活重心不見了，好像什麼都沒意義，當我回到醫院重新開

1——血壓單位為毫米汞柱（mmHg），後文省略。

始時，發現自己最喜歡的工作，不是演講，也不是行政職，而是幫助患者的臨床工作，因為它讓我產生最大的成就感與滿足感。

醫師幫助病人，是一項志業，不單單是個職業。

這本書我並未遵循慣例請人撰寫推薦序，把全部篇幅留給自己，在這裡自吹自擂、吹牛炫耀、自欺欺人、狂妄自大、寡廉鮮恥、臉皮厚黑、毫不要臉的自我感覺良好一番，讓大家了解我的特質，更重要的是讓讀者知道這本書與其他書的不同之處。

我是一名心臟內科醫師，最得意的，是新光醫院成立三十年來有過三次「優良醫師」的全院票選，第一次我獲得最高票，位列第一名；第二次只依姓名筆畫排序公布獲選名單，不公告排名，但因為「洪」的筆畫最少，真不好意思，我的名字又列在第一位；第三次，醫院評選方式不只是全院同仁投票，還加上研究、行政和其他許多評比，我不小心又第三次上榜，連續三次都獲選的人，只有我和神經內科葉建宏主任。從此之後，新光醫院近十幾年來，就再也沒舉行過這種票選活動。

我的父、母、兄、嫂都是醫師，幾年前從中國傳來的族譜記載我從未謀面的外祖父在共產黨掌權後被清算，靠「祖傳醫術」行醫濟世，沒人知道這個祖傳傳了幾代，所以我也不曉得自己到底算家族第幾代的醫師。攜手相伴的老婆大人做了大半輩子的醫學中心醫師之後，在六十歲時改讀法律系，還沒畢業就考上律師，兒子也繼承衣缽擔任醫師，所以我這輩子從在娘胎裡到此時此刻，一直薰陶在醫學的氛圍裡。

只是小時候，我並不想當醫師……

我高中讀建中，但大學聯考時卻落榜了，連吊車尾的最後志願也上不了。那年甲組（後來的第一類組）的錄取率只有百分之三十幾，就算我把志願填滿也沒用，要上榜還少了十幾分；為了復仇雪恥，為了掙回顏面，我口出狂言向同學宣布要改考最難考的丙組（後來的第三類組）醫學系。一年後，我考上了第三志願台北醫學大學醫學系，大約是丙組前百分之一或二，全國排名兩百多名，進步的幅度連自己都不敢想像，「沒面子」三個字，改變了我的一生。

醫學系畢業後，我在台北榮總接受住院醫師訓練，期滿後恰好新光醫院成立，我便到了新光醫院，四、五年後開始接任行政職，回顧過去的主任生涯，我當過十三年新光醫院內科加護病房（ＭＩ）主任，當過九個月義大醫院一般醫學科（ＧＭ）主任，萬芳醫院成立前原本預定擔任心臟內科主任（後來沒去），之後當了新光醫院心臟內科主任五年，還當過義大醫院心臟內科主任三個月，多年之後，又回鍋擔任新光醫院心臟內科（CV）主任，直到二〇二二年才終於如願辭掉所有行政職，回歸單純的主治醫師角色。

我把這些年的經歷做成打油詩：

十三年MI，
九個月GM，
陰錯陽差故，
四度掌CV。

由於肩負著家族行醫傳統，或許還有十歲擺租書攤（只維持三天）的創業精神、其後大學落榜激發反骨而習醫，之後在加護病房鬼門關前行醫十三年體驗人生無常、還有感受鄉親苦樂的鄉下義大醫院一般醫學科的九個月，以及接觸尖端醫學的醫學中心心臟內科主任等經歷，加上好管閒事、愛讀雜書，我總覺得自己看到的東西和別人不一樣，我在意的事也與別人不同，這本讓我自吹自擂的書，當然也就與眾不同。

教學時，我會要求後輩醫師告訴我患者的生活背景、居住環境、職業習慣、家庭狀況、過去病史……，因為對我來說，每顆心臟都是精采的小說，每位患者都有美麗的故事，他們不是病人，是有歷史的人生，只是在這個階段生了病正尋求醫師的協助，當了解了這個人，有時問題就不再是問題，也有時原本不是問題的問題，才是真正的大問題。詳細的病史往往能釐清病因的來龍去脈。

英國倫敦帝國學院（Imperial College London）教授羅傑．倪朋（Roger Kneebone）在著作《專家之路：從學徒到大師》（*Expert*）提到，想成為專家，要經過兩次學徒期，第一次專注於技術能力，第二次則是把重點擺在人身上。

外科醫師也有個古老的說法，在手術室中，要花三十年的光陰才能學會開刀的藝術，因為前十年在學習技術，再用十年精進這些技術，最後的十年最難也最重要，是要學會什麼時候放手，不去進行自己已經十分熟練的手術。我認為學習心導管技術的每個階段或許不需要十年，說不定是五年，也許是八年，但基本精神一樣，醫師需要沉澱、需要反省，才能體會且拿捏到不動手的時機與分寸。

面對病人時，最難的不是開藥，而是說服；多年的看診經驗告訴我，說服人最好的方式不是說教，是講故事。我希望能用這本書，彌補門診時間的不足，好好說幾個故事，包括「血管該如何凍齡，甚至逆齡？」「血壓忽高忽低該怎麼辦？」「胸悶、昏倒、心悸是什麼原因？」「該喝咖啡還是茶？」「差點被我弄丟的金牌！」「LINE上的醫學新知如何判斷正確性？」……，聽了這些故事，我希望大家會改變一些想法與做法，也許還能改變命運。

本書內容是診間與病房裡發生的種種故事，我想用這種有溫度的方式傳達正確的醫療知識，希望大家會喜歡。

前言
生命的選擇與豁達

天下文化二〇一八年出版的《忘齡之島》一書中，提到馬祖人的平均壽命比全台平均壽命高了七歲，達到八十七歲。官方說法是樣本數太少，沒什麼意義，但還是會讓人好奇在那個醫療不便、沒有醫學中心的離島，到底發生了什麼事？是生病的人都到台灣就醫造成取樣誤差？還是飲食裡海鮮的影響？紅糟食物中的紅麴降低了膽固醇？缺少了垃圾食物？起伏地勢強迫運動？清新的空氣？還是升學不易，少小離家後養成了樂觀豁達的人生態度？

或許，每個因素都有那麼一點點影響，一樣一樣加總起來，馬祖就成了全國最長壽的縣市。

這本書不是要探討馬祖人的長壽原因，而是借著這個讓人羨慕的成果，探討血管凍齡、甚至逆齡的可能性，還有怎麼做，才能就算活到一百歲，也不會罹患冠心病。

我用診間的真實故事，聊聊前文提到的每個因素。這本書我不打算寫成教科書，如果需要更多資訊，請看我前一本著作《為什麼心臟病總是突然發作？》，這本書的寫作方式與前一本不同，但有些核心觀念無可避免會再次提到，就當做是重點複習。

我從疾病寫到症狀，寫到患者，寫到醫師，寫到醫療的藝術與難處，寫到患者的困境與人生，最後結束在面對人生的態度。想由蟲眼的精細視線，拉到鳥的視角，再拉到綜觀全局的鷹之視野，最後加上了時間的影響。

患者面對生命的種種態度與故事，也許最重要，卻也最難，許多患者用自己的一生，告訴我他們的選擇與豁達，在生命的秋天回顧時，也許最能參透人生，限於篇幅，我選擇了自認最重要的故事，放在〈後記〉中。

感謝天下文化的邀稿，也謝謝國家的隔離防疫政策，讓我有時間能在短短三個月中完成粗胚，再用三個月的時間打磨，完成這本書。

PART

1

血管凍齡
人不老

01 該放支架嗎？

心肌梗塞就像土石流，放支架就像修公路，就和修公路不能預防土石流一樣，想預防心肌梗塞，就要做好「水土保持」，也就是控制三高。

有位衣冠楚楚、繫著領巾，像從香港電影走出來的紳士帶著隨扈進了診間，八十幾歲的他兩眼放著精光，一副精明幹練的樣子，拿著一疊檢查報告坐下來後，打量了我一下，過一會才開口說：「我一點症狀也沒有，做了健康檢查後，醫師卻要我放支架。」

看著他的氣勢，我不敢怠慢，仔細問了病史。他高血壓服藥多年，沒抽菸、沒家族病史，雖然八十幾歲了，平常運動打高爾夫球爬坡快走都好得很，真的沒什麼症狀，體力可能比大多數中年人還要好。

他自費做的心臟血管電腦斷層顯示有一條血管出現狹窄狀況，都阻塞了，核子醫學報告顯示心臟有低於百分之五面積的缺血，我再翻看一下檢查報告，血糖還好、LDL（低密度脂蛋白〔壞膽固醇〕）一百二十六毫克／分升（mg/dl，後文省略單位），醫師沒有處方任何降血脂藥物。

我有些猶豫，斟酌遣詞用字後，試著以簡單字句委婉說明他應該不需要放支架。

「心臟放支架有三大時機！」我說。

「嗯……」病人嗯了一聲，以銳利的眼神打量著我，目光似乎穿透了我的內心，好像一面在聽，一面在評估這個醫師是否值得信賴。

「第一是急性心臟病，也就是症狀突然變嚴重，需要送急診（或是從門診直接緊急轉住院）。」我說。

病人對我的評估似乎結束了，開始專注在對話上。

「第二是用藥一段時間，症狀仍然沒緩解。」我繼續說著。

他點了點頭，沒說話。

「第三是心臟功能受損，收縮功能下降或大面積缺氧。」

「咦？」患者有些困惑。

「你的缺氧區域不大，依據治療指引，不需要放支架！」我進一步解釋。

病人「哦？」了一聲，「反而是LDL該吃藥降下來。」我這麼告訴他。

患者皺起眉頭，有些意外，大概是沒想到會聽到這個答案吧！

●放支架的必要性

二〇二二年一月出刊的《二〇二一年版美國心臟學會治療指引》（*2021 ACC/AHA/*

◎洪醫師小提醒

心臟放支架有三大時機：一、症狀忽然變嚴重的急性心臟病；二、用藥一段時間症狀仍沒緩解；三、心臟功能受損，收縮功能下降或大面積缺氧。

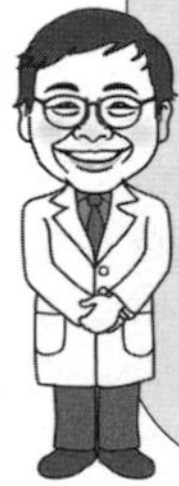

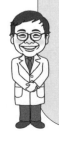

SCAI Guideline for Coronary Artery Revascularization: A Report of the American College of Cardiology/American Heart Association Joint Committee on Clinical Practice Guidelines）指出：「在穩定型心絞痛、左心室射出率正常，以及一或兩條血管病變時，打通血管對於『存活率』並沒有幫助。」也就是說在出現這些狀況時，除非為了解除症狀，否則不需要放支架。

治療指引還提到：「若狹窄程度小於百分之七十，且ＦＦＲ[2]大於零點八時，『不該』打通血管。」並特別強調，這種情況下放支架是有害的。

二〇一九年十一月，任教紐約大學（New York University）的霍克曼醫師（Judith Hochman）在美國心臟學會（American Heart Association, AHA）年會發表的研究顯

2——ＦＦＲ（Fractional Flow Reserve）為血流儲備分數，測量血管內的血流流量，以物理公式比較血管堵塞前後的壓力差來計算，當堵塞後的血流量剩下百分之七十五至八十以下時（ＦＦＲ為零點七五至零點八），代表血管狹窄得非常嚴重，需要處理。二〇〇九年刊登在《新英格蘭醫學雜誌》（*The New England Journal of Medicine*）的「FAME」研究，發現血管狹窄時，不要每條血管都修理，只治療ＦＦＲ證實為影響血流量的嚴重狹窄病灶，預後反而會更好。這也就是說，治療愈少，效果愈好。

示，慢性穩定型冠心病的心臟病患者，就算缺血面積已經是中到大（大於百分之十）的程度，也可以不用急著放支架或進行冠狀動脈繞道手術。

這研究是美國官方（美國國家衛生研究院〔NIH〕與國家心臟肺臟血液學會〔NHLBI〕）進行超過十年、花費一億美金所做的研究，有三十七個國家的三百二十個導管中心、五千一百七十九位患者參與，將患者分為兩組，皆使用非常正規的藥物治療（幾乎每位患者都使用他汀類〔Statins〕降血脂藥物，其中三分之二使用高劑量），其中一組還加上安放血管支架或開刀，後續追蹤時間平均超過四年。

研究的主要結論是，替這些中到大面積缺血的穩定型冠心病患者放支架或開刀並不能讓他們活更久，無法預防心臟病發作，但可以減少症狀。

這裡提到的穩定型冠心病，是指兩個月內症狀都很穩定，沒有變嚴重（例如原來爬三層樓會喘，最近兩個月症狀都一樣，沒有變成走平地就會喘）。

如果是最近才開始出現胸悶、胸痛、氣喘，或運動耐力變差的患者，則屬於急性冠心病，需要立即就醫，與前文的研究無關。就急性冠心病而言，放支架是必要救命措施，可以降低死亡率，提升生活品質，減少日後心臟衰竭的可能性。對急性心臟病發作的人來說，不但要放支架，而且要愈快愈好。急性冠心病是急性且致命性很高的疾病，發生的原因是本來暢通的血管突然堵塞，要是血塊沒那麼大、未將血管完全堵塞，就稱為不穩定型心絞痛；要是血流完全堵住，後面的肌肉開始壞死時，就稱為心肌梗塞。

不穩定型心絞痛、心肌梗塞這兩種急性冠心病與狹心症合稱為冠狀動脈性心臟病，簡稱冠心病。

霍克曼醫師的研究也發現一個有趣現象，放血管支架或開刀那組患者第一年心臟病發作的機率稍高，但到了第四年就稍低，不過這兩個數據都沒有達到統計學的意義，也許追蹤時間更久以後，兩組受試者的情況會有所不同，但目前還看不出來。

其實在二〇〇七年名為COURAGE的研究就發現，穩定型冠心病的患者只要按時吃藥、嚴格控管生活作息，效果與安放血管支架無異。當時這個研究結果被許多人質疑受試者的病情不夠嚴重，所以參考價值不大。

但是二〇一九年霍克曼醫師發表的研究，把中到大面積缺血的患者都列進來了，不過與COURAGE的結論也還是類似，就是穩定型冠心病的患者，不管缺血面積大小，都可以先用藥物治療，不需要急著放支架或進行冠狀動脈繞道手術。

心肌梗塞可分成五種類型：

第一種占百分之七十，是血管壁粥塊破裂，產生血栓，與原本血管狹窄程度未必有聯關。

第二種占百分之二十五，發生的時機是供給不變、但需求增加時（例如出現敗血症、大出血的狀況），就像疫情爆發時，原本充足的藥品會突然不夠用。

其他三種占少數，與猝死、介入治療和冠狀動脈繞道手術相關。

●心肌梗塞就像土石流

我喜歡用「土石流」來解釋第一種最常見的心肌梗塞，把心肌梗塞想像成土石流，血管內徑是公路，會發生這種心肌梗塞是血管壁出問題，產生血栓，塞住血管內徑，就像發生土石流時，山壁坍塌堵住道路。

引發心肌梗塞以及土石流的原因並不是中間道路不通，而是牆壁（山壁、血管壁）崩裂所造成。

而放支架就像修公路，根本無法預防土石流，想預防土石流，就要做好水土保持；就和修公路不能預防土石流一樣，想預防心肌梗塞，也是要靠「水土保持」。不斷有醫學研究顯示，預防心肌梗塞的重點是戒菸、控制三高（高血壓、高血脂、高血糖）等危險因素，而非放支架。

美國每年有三十至五十萬例支架手術（台灣約三萬多例），大部分是急性心臟病患者，只有百分之二十是慢性穩定型冠心病患者。

以前認為穩定型冠心病患者如果是小面積缺血，就先吃藥，當症狀無法用藥物控制時，再考慮放支架；但如果是中到大面積缺血，就要著手處理。不過前文霍克曼醫師的研究告訴我們，就算慢性穩定型冠心病患者的缺血面積已經達到中到大面積（大於百分之十），也可以不用急著放支架或進行冠狀動脈繞道手術。

二〇二二年八月歐洲心臟學會（European Society of Cardiology, ESC）發表在英

國所做的 REVIVED-BCIS2 研究，對於這類患者放支架的時機，提供了更多線索。該研究將病況相對穩定、但心臟功能極度不佳（左心室射出率小於百分之三十五，大約不到正常人的一半）的心臟衰竭患者分成兩組，一組放支架，另一組不放支架只積極吃藥。研究平均追蹤四十一個月後，發現兩組患者的死亡率和心臟衰竭住院率竟然完全沒有差異，都是每三人會有一人死亡。

這個研究結果再次告訴我們，放支架不是想像中的萬靈丹。

兩週後，前文那位八十幾歲患者回診時的第一句話讓我不知所措，好像是褒，又好像是貶。

「你開的藥太強了！」他說。這是什麼意思？我有些困惑，看著患者。

「我的 LDL 從一百二十幾降到五十八，真的太強了！」

「這樣很好啊！」我說。

「我就不敢吃了。」

「唉！」我嘆了一口氣，還以為患者是在稱讚我，結果是在責備我，於是對他講了下一章的故事。

02 LDL大於五十都是毒

控制LDL，目的不在降低數字，而是減緩血管動脈硬化速度，減緩老化速度。

「大概一個多月之前，我參加一場中華民國心臟學會的演講。」診間的病人專心聽我這樣開場。

「任職於台北榮總的江晨恩教授在演講中提到，『尤金・布勞恩瓦爾德（Eugene Braunwald）說LDL大於五十都是毒！』」

病人沒說話，但好像在盤算他目前LDL的數值是五十六，離五十還有點差距。

「江晨恩教授在國內外一年有三、四百場演講，許多年輕醫師視其為偶像，甚至幫他取了『江神』這個綽號。」

「呵呵！」也許是聯想到歌神張學友，病人神情放鬆了一些。

「他說的那個尤金．布勞恩瓦爾德是出生於奧地利維也納的美國教授，被稱為美國現代心臟學之父。」

在繼續說明前，我向病人強調這兩個人的權威性。

尤金．布勞恩瓦爾德是全世界心臟科無人不知、無人不曉的頂尖人物，他撰寫的心臟科與內科學教科書，都是專科執照考試的指定參考讀物，九十幾歲依然活力充沛、腦筋靈活，每場演講座無虛席，影響力無遠弗屆，每句名言都會撼動世界，光看他的模樣，就讓人想追隨他的養生主張。

「江教授引經據典、提出非常多證據與圖表，最後環視全場，用這位美國大師的話做了總結，『尤金．布勞恩瓦爾德說ＬＤＬ大於五十都是毒！』」我學著江教授的樣子，環視四方，病人非常專心的聽著，好像在看戲。

「江教授接著問大家：『各位知道我的ＬＤＬ是多少嗎？』他停了一下，賣個關子，然後才宣布：『二十八！』」

這時主持人插話了，說他的是四十八。

病人很驚訝，嘴巴微微張開，我加強語氣繼續說。

「我坐在台下，還要等幾位講者才輪到我上台，聽了不禁心裡嘀咕，我的LDL是五十八，竟然被他們比了下去，二十八、四十八、五十八，X，真是有夠三八。」

病人聽到我竟然罵髒話，笑了起來。

「隔了幾週，我打電話給江教授，詢問是否可以在文章中引用他的話，他跟我說：『唉呀，洪公（他從我們一起當總醫師時就學其他人這麼叫我）你聽錯了，我的LDL不是二十八，是二十五！』他頓了一下，又補上兩個人，『中部A教授也是二十五，南部B教授三十三，我們三個是心臟學會三劍客。』」

病人聽得目瞪口呆，我再接著說：「我們心臟內科的鍾伯欣醫師跟我說，新光醫院大於三十歲的心臟內科醫師都在吃降血脂藥物，甚至還有用打針的。我沒去求證，但覺得應該沒錯，因為近幾十年的證據都顯示，LDL還是低一點比較好。」

病人聽得一愣一愣的，我順勢拿出診間的衛教單（見頁35圖表1）。

「這是二〇一九年歐洲心臟學會的血脂治療指引，使用方法是先找到自己的疾病，再對照LDL目標濃度的數值。」

我指著衛教單上的圖，順著引導找出病人的目標濃度，他的健康檢查結果顯示有冠心病，我點著左上角冠心病的圖形。

「你屬於這一類：冠心病、心肌梗塞、中風、重度慢性腎臟病……這些疾病都屬於這一類。」

我再點出幾個重點，最後用筆把那區整個圈起來，再順著箭頭畫向目標濃度。

「得到這些疾病的人，LDL的目標要小於五十五，你現在是五十六，還差一點點，所以藥不但沒有太強，而是還不夠重。」

病人似乎有些理解，點了點頭。

●歐洲心臟學會治療指引

《二〇一九年歐洲心臟學會血脂治療指引》（*2019 ESC/EAS Guidelines for the Management of Dyslipidemias*）建議所有人的LDL都應該小於一百一十六。

如果已經罹患心臟病、中風、暫時性腦缺血、周邊動脈疾病、糖尿病合併器官損

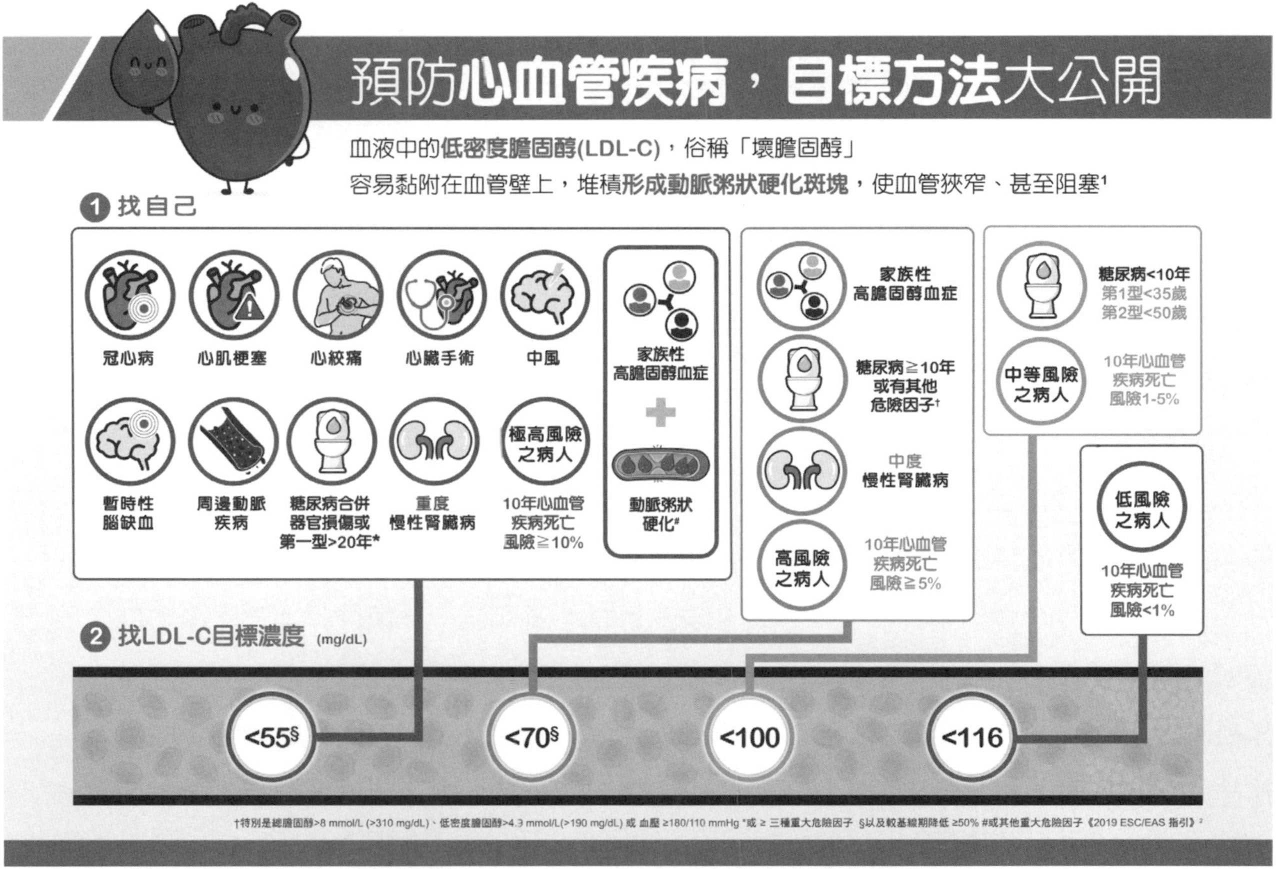

圖表 1　根據二〇一九年歐洲心臟學會血脂治療指引製作的衛教單（正面）

傷、重度慢性腎臟病、極高風險（十年心血管疾病死亡風險大於等於百分之十）之病人，LDL要小於五十五；家族性高膽固醇血症、糖尿病大於等於十年或有其他危險因子、中度慢性腎臟病、高風險（十年心血管疾病死亡風險大於等於百分之五）之病人，LDL要小於七十；至於糖尿病小於十年、中等風險（十年心血管疾病死亡風險百分之一至五）之病人，則要求LDL小於一百。

二〇二二年台灣新版的血脂治療指引（見下頁圖表2），雖然不像歐洲心臟學會那麼嚴格，但也把建議的LDL值調低，建議冠心病、中風、周邊動脈疾病患者的LDL小於七十。

但若是冠心病合併糖尿病、一年之內心肌梗塞或曾兩次以上心肌梗塞、多條血管病變、合併周邊血管疾病……時，應考慮小於五十五（把自己LDL降到二十五的江晨恩教授認為，台灣的血脂治療指引還是太過保守，撰寫的教授則回應，是否要超前部署，屬於個人選擇）。

簡單來說，不論國內、外，當疾病愈嚴重時，要求的LDL數值就愈低。

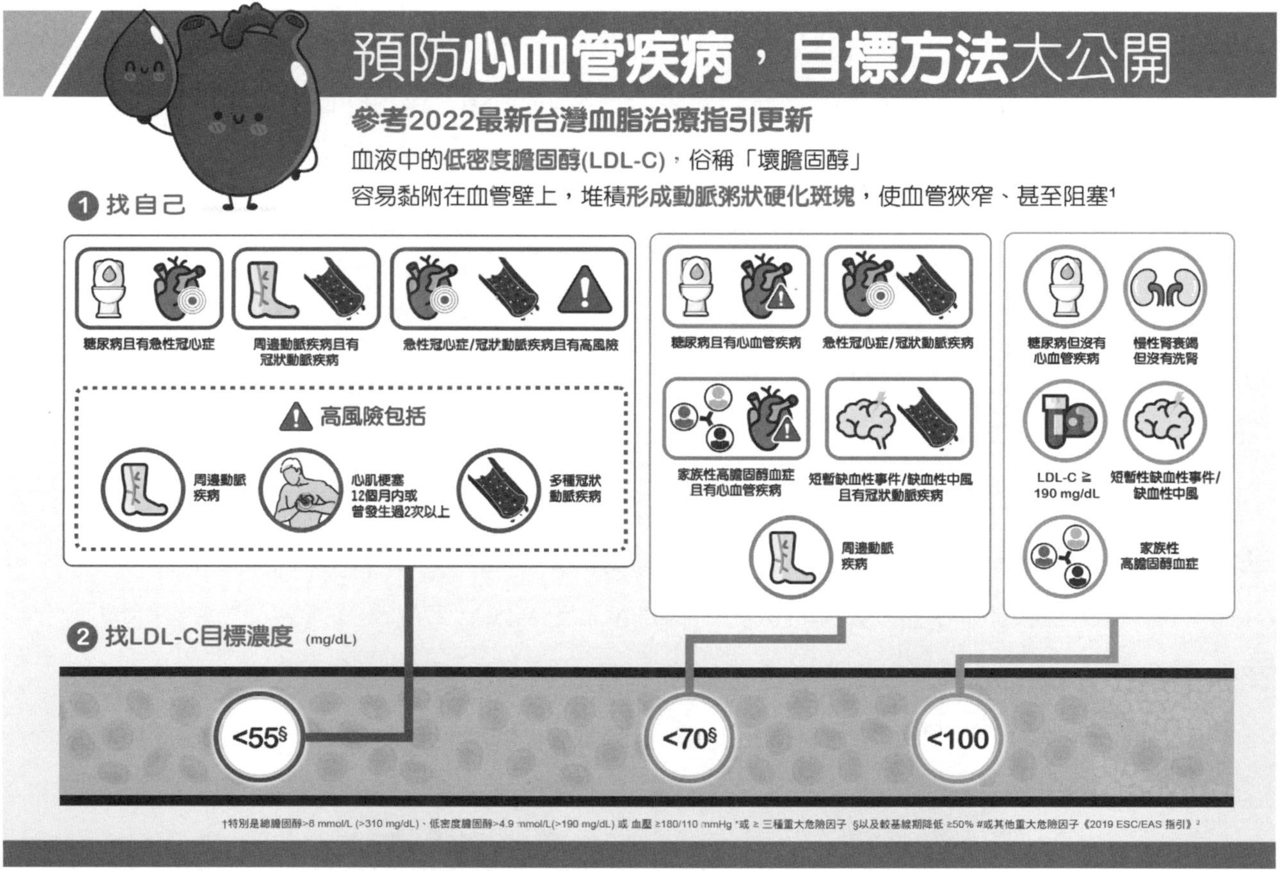

圖表 2　根據二〇二二年台灣血脂治療指引製作的衛教單（正面）

●降低ＬＤＬ的方法

「當我們知道了自己ＬＤＬ的目標，也知道現在的抽血數值之後……」我把衛教單翻到背面（見下頁圖表3）繼續說：「就要估算離目標有多遠，像你的ＬＤＬ原本是一百二十六，必須降到五十五，也就是ＬＤＬ要降低將近百分之六十。」

我指向左方，「運動大約可以降不到百分之五的ＬＤＬ，減重可以降百分之五到十，改變飲食也可以降百分之五到十……」

接著，我再把手指滑向中間，「口服藥物可以降百分之三十到六十五，打針可以降百分之六十，如果真的達不到目標，口服藥物加打針可以降低百分之七十五到八十五……」

我目光離開衛教單，轉向病人，「所以你現在吃藥，ＬＤＬ降到五十六，已經很不錯，但其實還差一點點，記得尤金．布勞恩瓦爾德說的『ＬＤＬ大於五十都是毒』嗎？」

病人點了點頭。

「回去乖乖吃藥，如果還達不到目標就要考慮加藥，而不是減藥。」

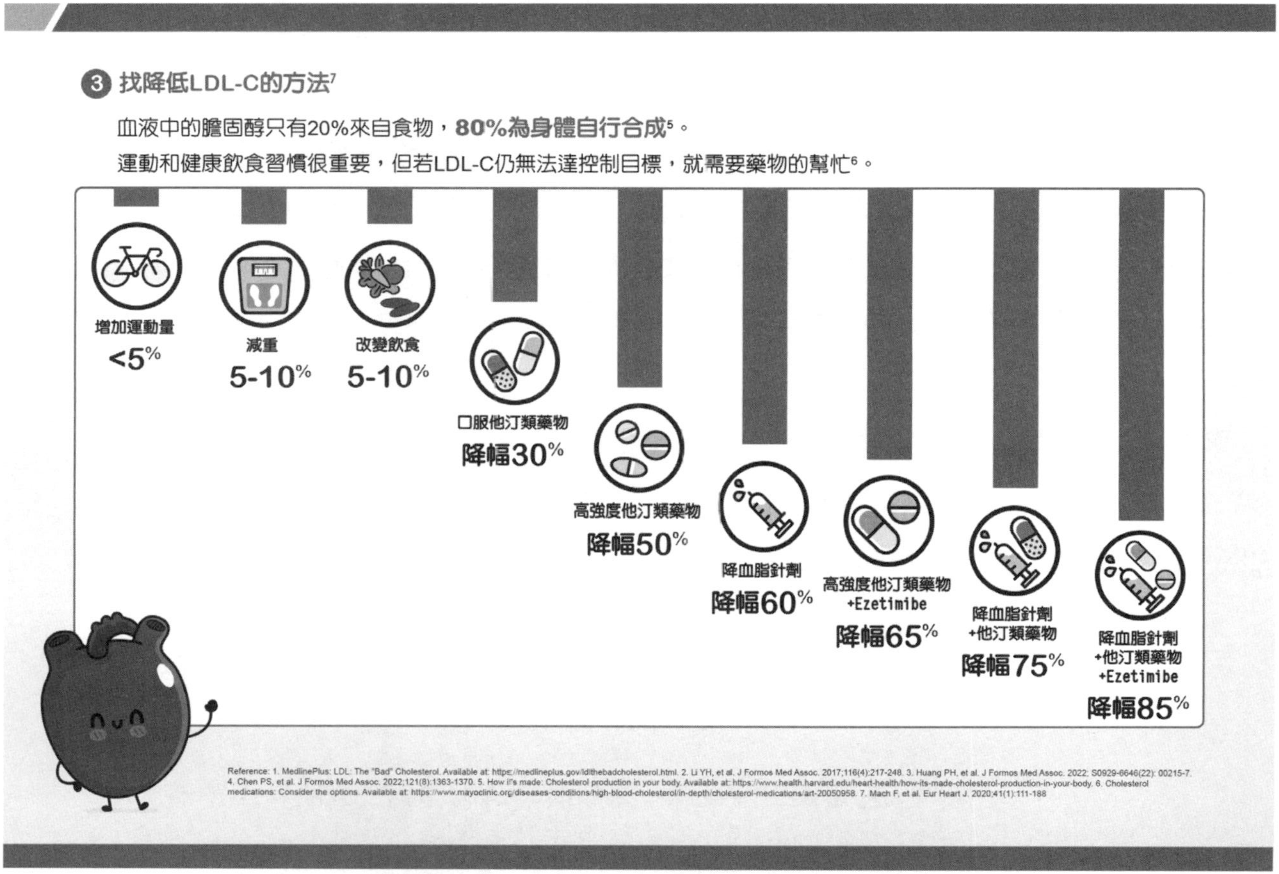
3 找降低LDL-C的方法7
血液中的膽固醇只有20%來自食物，80%為身體自行合成5。
運動和健康飲食習慣很重要，但若LDL-C仍無法達控制目標，就需要藥物的幫忙6。
增加運動量
<5%
減重
5-10%
改變飲食
5-10%
口服他汀類藥物
降幅30%
高強度他汀類藥物
降幅50%
降血脂針劑
降幅60%
高強度他汀類藥物
+Ezetimibe
降幅65%
降血脂針劑
+他汀類藥物
降幅75%
降血脂針劑
+他汀類藥物
+Ezetimibe
降幅85%
Reference: 1. MedlinePlus: LDL: The "Bad" Cholesterol. Available at: https://medlineplus.gov/ldlthebadcholesterol.html. 2. Li YH, et al. J Formos Med Assoc. 2017;116(4):217-248. 3. Huang PH, et al. J Formos Med Assoc. 2022; S0929-6646(22): 00215-7. 4. Chen PS, et al. J Formos Med Assoc. 2022;121(8):1363-1370. 5. How it's made: Cholesterol production in your body. Available at: https://www.health.harvard.edu/heart-health/how-its-made-cholesterol-production-in-your-body. 6. Cholesterol medications: Consider the options. Available at: https://www.mayoclinic.org/diseases-conditions/high-blood-cholesterol/in-depth/cholesterol-medications/art-20050958. 7. Mach F, et al. Eur Heart J. 2020;41(1):111-188

圖表 3　根據二〇一九年歐洲心臟學會血脂治療指引製作的衛教單（背面）

一般人的ＬＤＬ平均是一百到一百三十，要達到治療指引這麼低的ＬＤＬ數值，單靠飲食控制和運動常常很難達成，需要靠口服藥物或打針。

●降低ＬＤＬ，減緩老化速度

「為什麼這些心臟內科醫師要把自己的ＬＤＬ控制得那麼低？有學理根據嗎？」這位病人不放過，追根究柢繼續問，還好後面已經沒有病人，今天看診的量不算多，我的體力也還夠，對於這麼好學的病人，我就把門診當做實習醫師的教學時間，繼續聊下去。

「先簡單回答，血管有多老，人就有多老！」我停了一下，讓患者消化這句話。

「而ＬＤＬ有多高，動脈硬化就有多快。」我又停了一下，這幾句話都是重點。

「控制ＬＤＬ，目的不在降低數字，而是減緩血管動脈硬化速度，減緩老化速度。」患者眉毛揚了起來。

「控制ＬＤＬ，能讓我們老得比較慢，我控制的不是ＬＤＬ，而是老化速度！」

補充食品有效嗎？

二〇二二年十一月在芝加哥舉行的美國心臟學會年會上發表了名為SPORT（Supplements, Placebo or Rosuvastatin Study）的研究，比較一百九十九名健康個案治療二十八天後，六種補充食品（魚油、肉桂、大蒜、薑黃、植物固醇、紅麴）降低LDL的效果，發現與安慰劑相比，這六種補充食品降低LDL的效果並不明顯，但以他汀類藥物（中劑量五毫克的瑞舒伐他汀〔Rosuvastatin〕）治療二十八天後，

◎洪醫師小提醒

血管有多老，人就有多老！LDL有多高，動脈硬化就有多快。控制LDL，能讓我們老得比較慢。

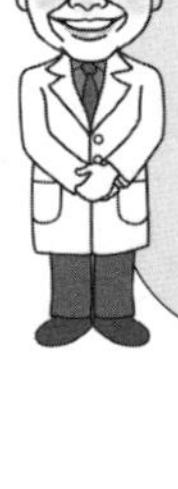

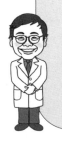

ＬＤＬ可以降低百分之三十七點九。

該研究特別提到以前有研究指出紅麴與植物固醇都能降低ＬＤＬ，但這篇研究卻沒有導出這項結果的原因，可能是這些補充食品裡的內容成分並不穩定。

我認為不管採用什麼方法，結果都可能因人或藥物而異，不需要聽信廣告去想像療效，治療一段時間後去抽血檢驗，就能知道採用的治療法對自己是否有效。

03 心肌梗塞的原理

以前我們都認為，血管阻塞就像水管裡黏了髒東西。到了完全堵塞的時候，就是心肌梗塞。後來發現，這個觀念是錯的！

「為什麼心臟內科醫師要把自己的ＬＤＬ控制得那麼低呢？這要從心肌梗塞說起……」我邊說邊拿出紙筆畫起我那畫過成千上萬次的圖來（見下頁圖表４）。

●冠狀動脈是水管，負責供應心臟的養分

「心臟有三條叫冠狀動脈的血管……這樣一條、兩條、三條。」

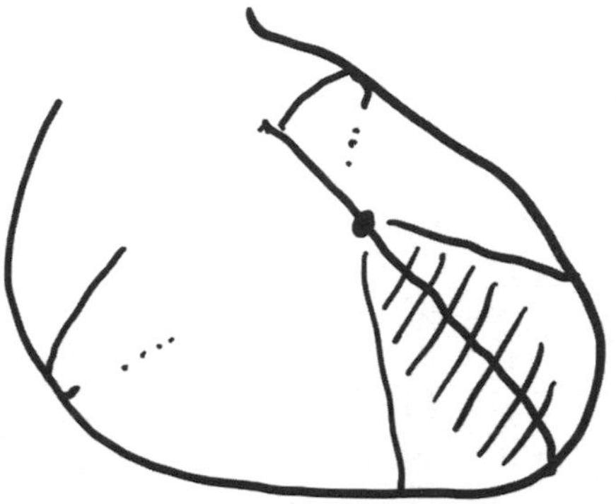

圖表 4　心臟因血管堵塞而肌肉壞死，即心肌梗塞

我邊說邊在心臟圖形上加畫三條像替心臟穿了丁字褲般的血管線條。

「血管像是水管，負責供應心臟的肌肉養分，如果水管堵塞，還沒完全塞住時，血流不通，它所供應的區域就會養分不足，這叫做狹心症、心臟缺氧或心臟缺血，產生的症狀就是心絞痛。」

我在圖中的一條血管中段處用筆畫上一個大黑點，然後再圈出仰賴這條血管供應養分的後方肌肉。

「如果這條血管裡面突然完全堵住，後方的肌肉就會壞死，便是心肌梗塞。」

我把剛剛圈起來的區域都用斜線槓掉，代表這塊區域全都壞死了（見圖表 4）。

●心肌梗塞時要盡快就醫，分秒必爭

「發生心肌梗塞的情況時，必須緊急就醫，一定要盡快打通血管，因為那個堵住的點後方的肌肉會逐漸壞死，十二小時之後，肌肉就會完全壞死，到那時候就算打通也救不回那些肌肉了。」

「所以，只要在十二小時內就醫就沒事了？」病人這麼問。

「不是，心肌梗塞時，肌肉每分每秒都在壞死，就像房子失火時，如果十二個小時會燒光，那麼消防隊愈早滅火成功，就可以搶救愈多面積。例如，一棟有十二個房間的屋子失火，一小時會燒掉一個房間（當然實際上火災發生時，焚燒的時間、空間不會那麼平均，在此只是舉例），那麼三個小時就滅火成功便能救回九個房間，十小時滅火成功就只能救回兩間。」

「我了解了，要愈早就醫愈好。」

「沒錯，心肌梗塞時要盡快就醫，分秒必爭。」

我看著病人，覺得他已經完全理解了，才繼續往下講。

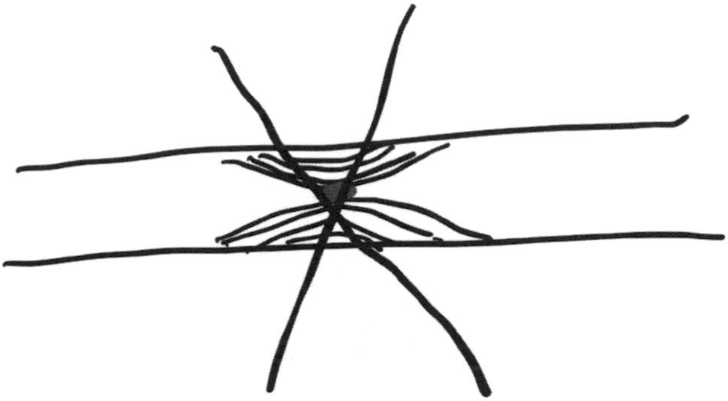

圖表5　血管塞住的錯誤印象圖

●疏通水管，不能預防心肌梗塞

「以前我們都認為，血管阻塞就像水管裡黏了髒東西。」我又另外畫了兩條線，代表血管（見圖表5）。

「今天塞了百分之三十，明天塞了百分之七十……」我在那兩條平行線中間，加上許多代表血管裡面開始堵塞的線條。

「到了完全堵塞的時候，就是心肌梗塞。」我把線條中間的縫隙，用黑筆完全填滿。

「所以我們只要在血管快完全堵塞的時候，趕快通一通，疏濬一下，這樣就不會心肌梗塞了……」

病人看著我畫圖，沒說半句話，也許是

在YouTube或電視上已經看我講過這一套了，臉上一點表情都沒有。

「但是後來發現，這個觀念其實是錯的！」我再用黑筆在剛剛畫的圖上面打了一個大叉叉。

病人嘴巴微微張了開來，好像雖然以前看過我的解說，還是不太能置信。

「現在認為，血管剛開始出現變化，」我重新畫了兩條線，當做血管，「是血管壁愈來愈厚。」我把兩條線外面再加了兩條線。

「血管壁愈來愈厚，剛開始對內徑不太有影響。」我把血管壁畫得愈來愈厚。「最後有的人就會向內擠壓，影響血管內徑，產生症狀，叫做心絞痛。」

病人很專心的聽著。

「但也有人沒經過這個階段，在血管壁變很厚時，沒向內擠壓，就粥塊破裂，產生血栓，血栓把血管完全堵塞，就是心肌梗塞。」

我換了枝筆，畫出血栓塞住了整個內徑的樣子（見下頁圖表6）。

「堵住這個點之後，後方的肌肉得不到血流供應就會壞死，稱為『心肌梗塞』。」

我刻意加強語氣。

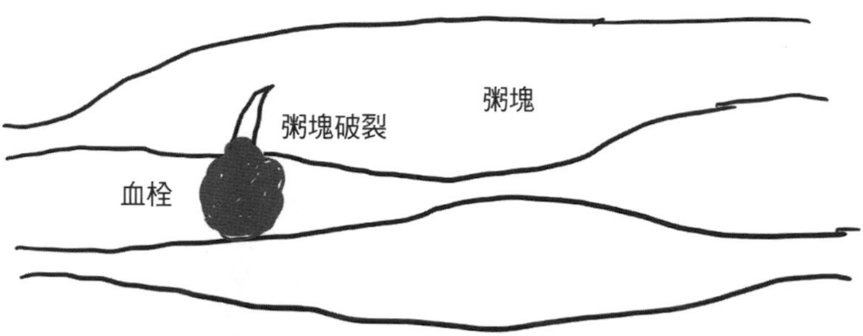

圖表6　血栓塞住整個血管內徑

「把心肌梗塞想像成土石流，這樣就很好理解了。」

我再次把前面提過的土石流理論搬出來，很重要，所以要說七遍。

「放支架就像修公路，根本無法預防土石流，想預防土石流，就要做好水土保持。」

病人沒有說話。

●改變動脈硬化的因子

「血管壁像年輪一樣，一天天愈來愈厚，這和很多因素有關，但其中最重要的，是年齡和遺傳。」我停頓了一下，好強調這兩個重點，過了一下才繼續講。

「但這兩個因素我們改變不了，所以雖然最重要，也變得不重要了。」

患者點點頭。

「我們可以改變、可以控制、可以做的，就是三高、體重、不抽菸、運動、瘦身等，所以控制、執行這些生活習慣才是治本，才是水土保持，而不是放支架修公路。」

我對病人這麼說。

「另外，什麼時候最容易發生土石流呢？」我開始自問自答。

「颱風、大雨、地震時最容易發生土石流。那什麼是颱風呢？就是生氣、太累、熬夜、情緒激動、天氣變化、感染、空汙、疫苗……」我把疫苗也加了進去。

「那我現在該怎麼做？」病人問。

我做了總結：「就是控制三高、戒菸、運動、瘦身、不要生氣、不要太累、不要熬夜、不要關注選舉、不要看政論節目，一天笑三次。」

我停下來，看著病人的反應，他聽到不要看政論節目，笑了起來。病人思索了一下，反應靈敏的又回到前面的問題。

「但這並沒有回答，為什麼心臟內科醫師要把自己的 LDL 控制得那麼低呢？」

這個提問非常好，回到非常重要的重點，但我要是不先鋪陳，說清楚心肌梗塞的原理，就無法回答這個問題。

我把紙張翻面，在空白的背面繼續畫圖。

◎ **洪醫師小提醒**

不想動脈硬化，就要控制三高、戒菸、運動、瘦身、不要生氣、不要太累、不要熬夜、不要關注選舉、不要看政論節目，一天笑三次。

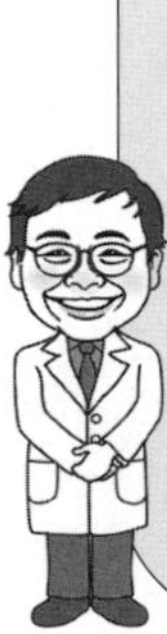

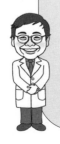

04 減緩血管老化速度

你的血管有多老，人就有多老。如果不想老得那麼快，就要減緩血管老化速度。

「為什麼心臟內科醫師要把自己的ＬＤＬ控制得那麼低呢？」我對著病人再次重複這問題。

我在紙張的背面畫了像洋蔥同心圓般的圈圈，再加上兩條線，代表血管壁（見下頁圖表７）。

「從出生開始，我們的血管壁一天一天、一年一年，都在逐漸變厚。」

我在旁邊又畫了一直一橫兩條線（見頁53圖表８）。

「如果我們能找到哪個因素會影響動脈硬化速度，只要控制那個因素……」我在

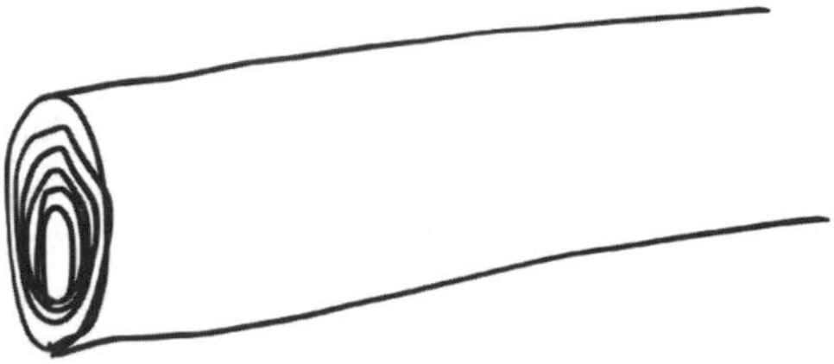

圖表 7　像年輪逐年變厚的血管壁

直線旁邊標上了動脈硬化的速度，「就能控制動脈硬化了。」

我畫上了代表動脈硬化的斜線，病人也許沒聽過這段話，很專心的聽著。

「有沒有找到這個東西呢？有的，二十幾年前，科學家就發現血中的LDL與動脈硬化速度直線相關。」

我在橫軸上標了LDL幾個字。

「一九九八年在《美國心臟病學會雜誌》（*JACC*）有篇研究，把許多研究結果放在一起看，縱軸是動脈硬化的速度，橫軸是LDL的數值，綜合這些研究結果發現，LDL愈低、動脈硬化的速度就愈低，兩者呈線性相關。」

病人眨了眨眼，好像領會了什麼。

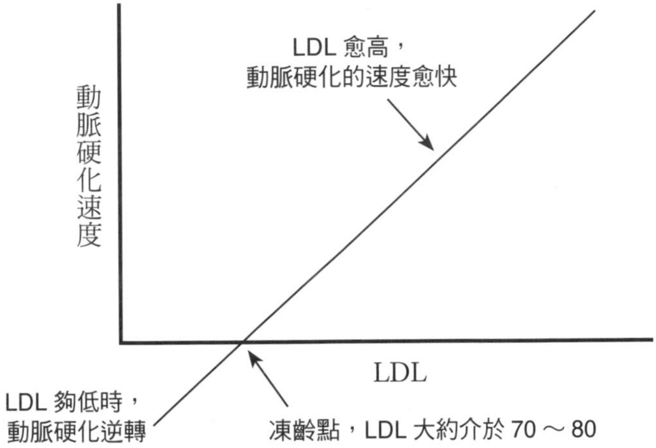

資料來源：Ballantyne CM. *JACC* 1998:82:5M-11M

圖表 8　動脈硬化速度與 LDL 呈線性相關

「但這條線畫出來後，科學家又想，如果這條線不變，是不是只要LDL降到夠低，就能停止動脈硬化？甚至逆轉呢？結果發現……」我停了一下，賣個關子。

「當LDL降到更低的時候，還真的可以逆轉動脈硬化。」

●降低LDL，有助血管凍齡、逆齡

「LDL降到七十至八十時，『平均』來說動脈變厚的速度會停止，也就是說LDL在七十至八十時，血管會凍齡。」我又停了一下，好讓病人消化這句話。

「要是降到更低，這之後許多的研究，包括二〇一六年底GLAGOV研究，到二〇二二年四月美國心臟病學會（American College of Cardiology, ACC）年會發表的PACMAN-AMI研究，都證實粥塊不但可能逆轉，還變得更穩定，甚至當ＬＤＬ降到二十至三十的時候，更能加速動脈硬化的逆轉速度，也就是說，血管會逆齡。

「血管壁在ＬＤＬ下降的同時，也會逐漸穩定，不容易崩塌，就像是從童話〈三隻小豬〉豬老大的茅草房，變成了豬小弟的磚房，遇到颱風天時就不容易垮掉。」

我停了一下，換一個比喻方式。

「馬偕醫院李俊偉醫師則用火山來比喻，ＬＤＬ高的時候，血管壁像活火山，容易噴發；ＬＤＬ降低，火山威力就會降低，降得夠低，活火山就能熄火，不再噴發。」

●血管有多老，人就有多老

「十七世紀英國醫療先驅湯瑪士·西登漢（Thomas Sydenham）有一句名言，「你的血管有多老，人就有多老。」（A man is as old as his arteries.）換句話說，就是如果不想老得那麼快，就要減緩血管老化速度。

「血管壁像是年輪，一天一天、一年一年都在逐漸變厚、逐漸變硬，從十幾歲開始，逐漸長成了大樹，有人快、有人慢，二十幾年前科學家就發現這個年輪變厚的速度，很大一部分取決於血液中的LDL數值。當LDL降低，不只動脈硬化速度會減緩，還增加了血管壁上粥塊的穩定度！」

我長篇大論說了一堆，一口氣講下來像是在幫學生上課，病人畢竟八十幾歲，看起來有點精神渙散，於是我趕快做結論。

「我不知道其他醫師的看法，但對我來說，降低了LDL，就減慢了動脈硬化的速度；控制了動脈硬化，就減緩了老化速度。」我深深吸了口氣，做出最後的總結。

「降低LDL，不是為了數字好看，而是為了想老得慢一點。」

病人用力點頭，好像心悅誠服，看起來會乖乖配合服藥，減緩老化速度。

但我說的這些研究其實還少了一點東西，沒時間講完。

讓我們再回到最重要的觀念。

三高、抽菸、缺乏運動等危險因子會造成動脈硬化，進而導致心臟病。這些研究只證明了降低血脂的藥物可以減緩甚至逆轉動脈硬化，但並未證實能減少心臟病。所以更重要的，是需要證實這些藥物除了降低動脈硬化，還能降低心臟病的發生率。

●降低LDL，可以預防心臟病

二〇一七年三月，美國心臟病學會發表了名為FOURIER的研究，指出心血管疾

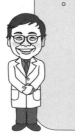

◎洪醫師小提醒

三高、抽菸、缺乏運動等危險因子會造成動脈硬化，進而導致心臟病。

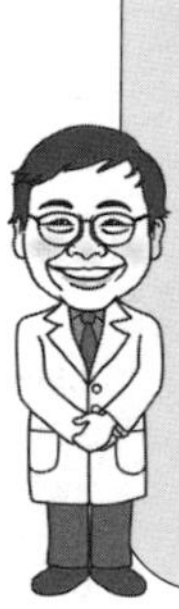

病患者如果能把ＬＤＬ降到二十至三十，會比傳統治療更能減低心臟病、中風的發生率，而且沒有明顯的副作用，這研究結果引起眾多討論。

隔年三月，美國心臟病學會發表了另一篇研究ODYSSEY OUTCOMES，該研究使用另一種藥物也得到類似結論，指出ＬＤＬ降到二十至三十這種極低的程度時，更能減少罹患心血管疾病的風險。

天哪！二十至三十？真的可能嗎？

為什麼會強調這個數值呢？因為一般人的ＬＤＬ數值大約是介於一百至一百六十，心臟病患者更是偶爾出現大於二百的數值，但這篇研究將它降到匪夷所思、非常離譜、不正常的低，低到原本數值的百分之二十、三十，甚至百分之十，卻顯示還更能減少心血管疾病的發生率，真的太讓人驚訝了！

二〇一八年八月舉行的歐洲心臟學會中，甚至有人發表一項研究，試著使用疫苗來產生抗體，以降低人體血液中的ＬＤＬ，達到終生減緩動脈硬化的目標。

對於預防或減緩心血管疾病，ＬＤＬ是愈低愈好，但也有醫師不服氣的質疑：「如果真的愈低愈好，那麼把ＬＤＬ降到零就最好嘍？」

當然我們都知道不可能是這樣，大家都認為LDL的數值會有個轉折點，會出現一個最適宜的LDL數字，但是沒想到都已經降到二十至三十了，這個拐點還是沒有出現。

當然不是每個人的LDL都需要降到那麼低，我認為這些研究給我們最重要的啟示，就是心血管疾病患者不要怕LDL降得太低，目前的研究告訴我們，心臟病患者的LDL在降到二十之前，仍然是「愈低愈好」。

在LDL降到二十至三十之前，都還不用擔心，而且當我們控制了LDL，就控制了動脈硬化的速度，也就減緩了心血管疾病的發生，對於已經罹患糖尿病、腎功能不佳的病人，或是高風險族群，都需要控制LDL。但代價呢？目前降低LDL最有效的方式還是使用藥物，但隨之而來的費用、各種副作用（例如血糖升高）等，都成了另一個問題。

至於沒有心臟病的人，最理想的LDL數值又是多少呢？如何在預防疾病與藥物副作用中間取得平衡，找到個人化的甜蜜點？……這些都有待長期的觀察才能知道，但目前的研究顯示，我們似乎是向著正確的方向邁進。

●未來醫療核心觀念

一九八六年的電影「星艦迷航記」（*Star Trek*）中，寇克艦長（James T. Kirk）等人為了拯救座頭鯨，從二十三世紀回到八〇年代的舊金山，一行人進入醫院，目睹二十世紀醫療的落後，老骨頭醫官（Dr. Leonard "Bones" McCoy）一面碎碎唸，一面順手掏出一顆藥丸讓一個等待洗腎的婦人吃下，後來艦長他們跑著離開醫院時，看到那名病人驚喜的見人就說：「我有了一個新的腎臟！我有了一個新的腎臟！」

多年以來，醫界都在期待不需開刀、不需進心導管室放支架，只靠吃些藥丸就能把血管打通的方法。二〇一七年五月，《新英格蘭醫學雜誌》刊出一篇文章，讓人見到了一絲希望，好像在告訴我們這個夢想並非遙不可及。

這是一篇病例報導，描述一位穩定型心絞痛患者，電腦斷層檢查發現血管狹窄的情況非常嚴重，核子醫學檢查結果也顯示極度缺血。這位患者沒有放支架，只是嚴格使用藥物把血脂降到非常非常低，再加上阿斯匹靈及其他藥物的控制，三年後，患者因為一些非典型症狀再次接受相同檢查，赫然發現「堵塞的血管竟然已經自己暢通了」，而且核子醫學檢查也顯示不再有缺血現象。

這個病例是否告訴我們根本不需要放支架，只要吃藥就能讓血管暢通呢？我必須強調，這只是一個案例，不是通例，也不是每個人都能如願以償，但這個案例給了我們一個清楚的方向，就是「借助新一代藥物並及早開始好好保養，支架的重要性就會愈來愈低」。

這些新一代治療的核心觀念，在近年的血脂治療研究中，逐漸成形。

05 如何活到一百歲，還不得冠心病

血管壁的耐受度有限，超過負荷就會爆炸，愈早開始降低ＬＤＬ，就愈能延緩心臟病發生的時間。

網路上很容易搜尋到標題為「How to live to 100 before developing clinical coronary artery disease: a suggestion」（如何活到一百歲還不得冠心病：一個建議）這篇文章。

如果不看作者姓名、不看期刊名稱，這麼聳動的標題，會覺得是江湖術士誇大不實的聳動標題。但寫這篇文章的人，是鼎鼎大名的美國現代心臟學之父布勞恩瓦爾德（本書第二篇提過他認為「ＬＤＬ大於五十都是毒」），而刊載這篇文章的雜誌更是誠實可信、引用率超高的學術界泰斗《歐洲心臟期刊》（*European Heart Journal*），讓我們覺得這篇文章不僅有科學證據，也有實踐的可能。

這篇文章發表於二〇二二年，主旨闡述LDL會逐日累積於我們的血管壁，當粥塊堆積到一定的程度時，就會發生冠心病。研究指出，當「LDL×年(LDL－年)」累積到七公克時，子彈就會上膛，引信就會點燃，定時炸彈隨時都會爆炸。

什麼是「LDL－年」呢？就是從出生到當下LDL的加總數值。

我們以五十歲的人為例，如果一輩子的LDL都是一百一十毫克，那麼⑴現在的「LDL－年」是多少？⑵什麼時候會累積到七公克，導致冠心病發作？算法如下：

⑴

110 mg/dl ×50 年

＝ 5,500 mg/dl 年

＝ 5.5 gm/dl 年

⑵

7 － 5.5 ＝ 1.5（gm/dl 年）

1.5gm ／ 110mg ＝ 13.6 年

由前文算式(1)可得出現在的「LDL－年」是五點五公克，由算式(2)可得出離累積到七公克只差一點五公克，以每年LDL為一百一十毫克計算，再過十三至十四年冠心病就可能會發作。

●防治心臟病，趁早降低LDL

實際的計算當然不是這麼簡單，新生兒的LDL數值可能只有二十至三十，隨著年齡增長，數值會逐漸升高，成年後的LDL也不是一成不變，會上下起伏，很難精確計算真實的「LDL－年」。

另一方面，每個人的耐受度也不同，有心臟病的遺傳基因時，可能累積到五公克就會發作，沒有這種遺傳基因的人也許累積了九公克也沒事，而糖尿病、高血壓、抽菸等其他危險因子，也都會加快這個定時炸彈引爆的時間。

但最重要的概念，就是血管壁的耐受度有限，超過負荷就會爆炸，極限數值平均是七公克（怎麼和我的壞脾氣一樣！）。

如果我們從年輕時即降低ＬＤＬ的數值，就能減緩血管壁的粥塊累積，理財廣告說愈早開始累積財富，就愈能致富，但預防心臟病卻正好相反，愈早開始降低ＬＤＬ，就愈能延緩心臟病發生的時間。

醫院同仁轉介了一位從中部上來北部就診的長者，他雖然已經九十幾歲，看起來卻只有七十多，頭腦清晰、活動自如，症狀是典型的不穩定型心絞痛。患者的ＬＤＬ多年來都控制在一百一十幾，血壓控制得還不錯，沒有糖尿病。在做心導管檢查時，我利用可以看清血管壁的血管內超音波，發現他三條冠狀動脈的血管壁都積滿了粥

◎洪醫師小提醒

血管壁的耐受度有限，超過負荷就會爆炸，極限數值平均是七公克。

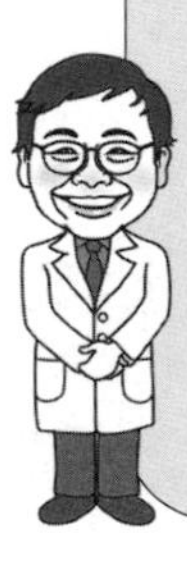

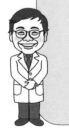

塊，這次粥塊終於承受到極限崩塌了，發生土石流，產生不穩定型心絞痛。

我幫他放了支架解除這次危機，其實這位長者的運氣不錯，沒有產生大問題，如果運氣不好，可能在粥塊破裂急性心臟病發作的一瞬間就心臟亂跳，然後心跳停止，也可能心肌梗塞後出現心臟衰竭，之後喘、腫、累一輩子形影不離。

我看到血管內超音波的粥塊影像時，嘆了一口氣，這位患者要是早一點把LDL控制得更好，應該就不會有那麼多粥塊，不至於累積到今天的引爆點，早點注意的話，就不用放支架了。

●降低LDL的藥物

如同前文所提到的，要降低LDL，飲食、運動、瘦身的效果大概介於百分之五至十，主要還是得靠藥物來降低數值。

有效的藥物大概分成三大類，第一種是他汀類藥物，有許多廠牌，降低LDL的效果大約介於百分之三十至六十五，但要天天吃；第二種是兩週打一針的PCSK-9

抑制劑，這種藥物不管我們原來的LDL是多少，打針之後大約可以再降百分之六十，也可以與他汀類藥物併用，最大的缺點是價格，健保給付條件非常嚴格，多數患者都需要自費，目前一劑五千多元，一個月就要超過一萬元，也有不少醫師買來替自己施打，有的人目的是治病，有的人當做保養。

這兩種方法都有效，但布勞恩瓦爾德認為最大的挑戰是能不能持之以恆的用藥，他認為以人類的惰性，不太可能持續幾十年對藥物不離不棄，所以他主張另一種方法才是真正的解方。

●降低LDL最新療法

「小干擾RNA」（SiRNA）療法只要半年到一年打一針，一年最多兩針，就能在傳統他汀類藥物之外，額外抑制百分之五十LDL的生成。這種療法在美國已經上市，但截至本書出版時，台灣尚未引進。

布勞恩瓦爾德主張，可以像打疫苗一樣，一年打一次就好，不用打兩次，雖然前

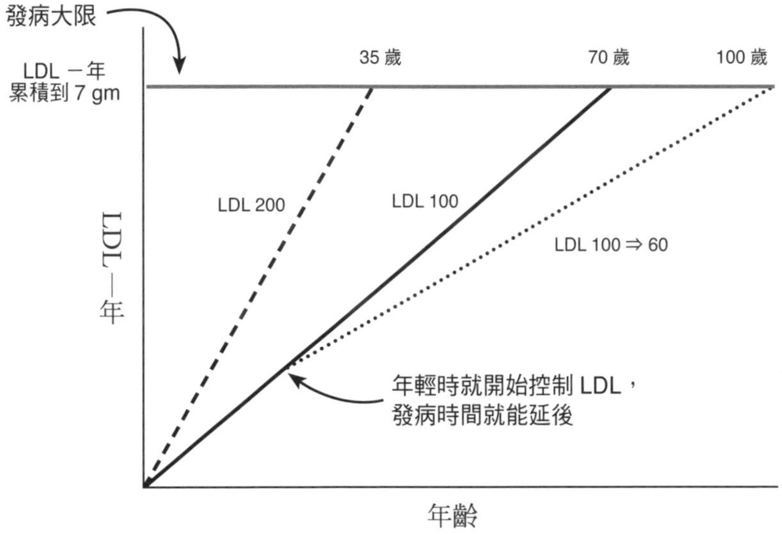

圖表 9　年齡與 LDL －年的關係

半年ＬＤＬ降得多，但是時間愈久效果愈差，不過平均來說，一年內的ＬＤＬ數值還是可以降低百分之四十，只要從年輕時開始持續降低百分之四十的ＬＤＬ，就能活到一百歲還不得冠心病。

他用圖表 9 來說明：

血液中的ＬＤＬ數值從小就是二百的時候，平均到了三十五歲（200 mg × 35 ＝ 7,000 mg ＝ 7 gm）會發病，如果ＬＤＬ一開始是一百，因為血管壁累積粥塊時的速度慢了一倍，這樣會到七十歲的時候才發病（100 mg × 70 ＝ 7,000 mg ＝ 7 gm），但要是從二十至三十歲就把ＬＤＬ控制到六十，就能拖到一百歲才發病。

所以生於一九二九年、現在已經九十幾歲的布勞恩瓦爾德認為，只要從年輕時開始好好控制ＬＤＬ，尤其是把降ＬＤＬ的針劑當疫苗打，一年打一次，就能活到一百歲還不得冠心病。

但重點是要從年輕就開始降低ＬＤＬ，因為已經累積的ＬＤＬ－年並不會消失。

我自己的看法是如前文所言，ＬＤＬ降到七十左右，血管會凍齡，學理上來說應該要用「（ＬＤＬ－70）×年」（ＬＤＬ減七十，再乘以計算年分）來計算累積的粥塊厚度，這樣更能準確預測發病時間，不過如此一來就太複雜、也太難推廣。

SiRNA目前還非常昂貴，一劑要價三千二百五十美元，也就是打一針要將近新台幣十萬元，但也許假以時日當製藥技術普及後，價錢會降到政府能編預算讓每位國民從年輕就開始每年去衛生所打一次這種「預防心臟病」的「慢老針」。

在這個未來出現前，如今能做的是利用現有武器把ＬＤＬ降得更低。

PART

2

有這些症狀，是心臟病嗎？

06 診斷的思考與邏輯

醫師的養成過程，就是要不停的挑戰自己的思維，讓決策更合乎理性與邏輯。

「最近血壓都變成九十多到一百出頭，人變得很虛弱。」四十幾歲的高血壓女性患者這麼對我說，她之前血壓不好控制，花了一段時間，直到使用三合一藥物才降到一百二十到一百三十。

「有感染嗎？」我問。

「沒有。」

敗血症時血壓會降低。

「有黑大便嗎？」我再問。

「沒有。」

胃出血時血壓也會降低。

「月經量大嗎？」我繼續問。

「都一樣多。」

我抓了抓頭，沒有找出什麼特別線索，多年來一直控制良好的血壓突然降低很多，通常都有原因，不能單靠調整藥物來改善，雖然夏天的血壓會低一點，但是不至於這麼離譜吧？

「體重有減少嗎？」

「吃甲狀腺素後瘦了六公斤，本來四十六，現在四十。」病人回答。

我鬆了一口氣，至少有點頭緒了。

「是你介紹的新陳代謝科江醫師開的藥。」

「這樣說不定可以解釋血壓的狀況，體重維持，血壓就維持，體重降了，有時血壓也會跟著降低。」我說。

我把問題賴在體重上，正打算調整藥物劑量的時候，又覺得不太對，好像沒那麼單純，感覺哪裡怪怪的，體重減少六公斤對病人來說真的差很多，可是會讓她的血壓下降那麼多嗎？

我遲疑了一下，停止開藥的動作，重新發問。

「你有貧血嗎？」

我看著她白皙的皮膚。

「以前吃過鐵劑，後來沒吃了。」

我替她做了身體診察，發現有些貧血徵兆，心臟收縮非常有力，沒有缺水，也沒有水腫現象，便開了抽血單請她立刻去抽血。

結果血色素竟然只有六點三，大約是正常人的一半。

這個年齡的女性，如果還沒有停經，引起貧血最常見的原因是月經量太大，但是因為她體重下降了近百分之十五，所以不能排除是胃腸道腫瘤出血或其他血液科疾病引起的問題。

我一面調整藥物，一面幫她轉至血液腫瘤科做進一步檢查，後來我很慶幸沒有太早下結論。

檢查過後，發現她的鐵蛋白量低到測不到，表示是嚴重的缺鐵性貧血，順藤摸瓜進行一連串檢查後的結論，是婦科問題引起嚴重貧血後造成血壓下降，補充鐵劑並調整藥物劑量之後，她的血色素和血壓都恢復正常。

●福爾摩斯思考法

我寫這本書時，使用六、七年的筆電故障了，無法充電，焦慮的預約維修後，心中忐忑不安，以前不管修車或修電腦，經驗都不太好，總是被告知這個壞了、那個報銷了，即使花費一大筆錢和許多時間，問題卻常常沒解決。

這次送修遇到的維修工程師Sharon，卻讓我感覺大不相同，好像遇到了同行，只不過她修電腦，我修人體，修的東西不一樣，思路卻殊途同歸。

她一面檢查，一面解釋從插頭到電池任何地方有問題都可能會出現無法充電的情況，或許是充電插座、充電電線、接頭、連接孔、主機板、軟體、韌體、電池……，因為時好時壞，所以不是××的問題，因為不能充電時，四個充電孔都不能充，所以不是××的問題……

她邊檢查邊解釋，邏輯清晰又無一遺漏，我邊聽邊暗笑，覺得回到了醫院的教學時段，她用的方法，不就是我們遇到症狀時的鑑別診斷嗎？她系統性的把問題一一排除後，我一毛錢也沒花，就修好了電腦。

沒想到，修電腦高手的思維竟然和修人體的醫師思路一模一樣。

診斷時，我們效法小說中的名偵探福爾摩斯（Sherlock Holmes）名言「排除一切不可能的，剩下的即使再不可能，那也是真相。」列出所有可能性並一樣一樣排除，腦中沒有出現的疾病，就不可能被診斷出來。

當然，列出所有可能性只是診斷第一步，接著還要列出罹病機率，就像聽到馬蹄聲時，首先要想到是馬，不要猜是斑馬，更不要天馬行空以為是飛馬。

二〇〇二年獲頒諾貝爾經濟學獎的康納曼（Daniel Kahneman）被譽為「繼佛洛依德之後，當代最偉大的心理學家」，在著作《快思慢想》（*Thinking, Fast and Slow*）中，介紹了大腦的思維模式，提到人類的思考機制充滿假設與誤解，又很依賴直覺的感知與記憶，常常因個人偏見做出錯誤決策。醫師的養成過程，就是要不停的挑戰自己的思維，讓決策更合乎理性與邏輯。

鑑別診斷的功力，是臨床醫師很重要的能力，後文我將從心臟病常見的症狀與現象開始，與大家一起學習鑑別診斷的思路。

07 胸痛

心肌梗塞是冠狀動脈心臟病的一個極端表現，胸痛則是心肌梗塞最常見的症狀，會比一般心絞痛更為疼痛、持續時間更長。

「他胸口會痛。」

初次見面，坐著輪椅進來的病人，由太太轉述症狀。

出現胸痛狀況的時候，病人通常都會懷疑自己是心臟病發作，於是先看心臟內科，在心臟內科醫師做出診斷後，要麼留下來繼續治療，要麼就是轉到其他相關科別做進一步檢查。

「是哪一種的痛呢？」我轉向病人詢問。

●胸痛百百種

症狀是非常主觀的，卻也是診斷疾病非常重要的線索，如果病人說胸口感覺悶悶的、有壓迫感，像石頭壓在胸口，每次持續幾分鐘到十幾分鐘，走路爬坡會更嚴重，休息便能緩解，這樣就像是典型的心絞痛。

要是難受的感覺是有灼熱感、灼熱部位會上下移動，躺下或吃飽飯比較嚴重，坐起來舒服一點，這種感覺持續了幾分鐘，吃短效的胃藥能夠立刻緩解，這樣就比較像是胃酸逆流。

要是難受的感覺是銳利的，像閃電般一秒鐘就過去，侷限在身體一側，這樣就像是神經痛。

要是感覺整片痠痠的，沒有超過胸部正中線，動動手或是轉動身體就更嚴重，持續好幾個小時，甚至摸得到痛點，這樣就像是肌肉痛……但這些細節都要靠病人描述自己的感受，家屬沒辦法代為轉述。

台語中的「綁綁」、「匝匝」、「堵堵」、「糟糟」、「甸甸」、「憋憋」、「悶悶」、「縮縮」、「脹脹」、「緊緊」、「壓壓」、「幽幽」……，常常代表著不同的疾病，或是一種疾病的不同嚴重程度。醫師一定要仔細聆聽、體會，如果沒掌握到細節，很可能會錯失可幫助正確診斷的線索。

如果病人說胸坎「匝匝」，狹心症的機會可能只有一半；但如果他用「綁綁」來形容，就很像是狹心症；而如果患者說他感覺「糟糟」，就要考慮是胃酸逆流了，可能要轉給胃腸科醫師處理。

●手勢比語言透露得更多

「他從中風之後就不會說話了，不太能表達意見。」

家屬給了讓我失望的答案，這樣的話，我就不會聽到症狀的細節描述，也不容易知道確切的持續時間、誘發因子……

我問了家屬詳細情況，過了一下子，不死心的我又轉向病人。

「你是哪裡難受？」

病人一如家屬預告的看著我沒有開口，但卻伸出手往中間一比，他的手掌向內張開，中指指尖微微內曲，壓向左胸某個點，患者手掌懸空，只用一根手指頭在比，點在胸口，整個手掌其他地方都沒碰到！

看到這個手勢，我幾乎要歡呼起來，因為單單這個手勢，就訴說了很多細節。這個手勢，代表他是那個點局部的不舒服，教科書上說，如果難受的地方能用一根手指比出來，常常是胸部肌肉疼痛；我再問了些問題，壓了壓痛點，做了些檢查，就開立止痛劑和肌肉鬆弛劑，我有很大的把握能解決問題。

有些病人會用手勢來輔助描繪症狀，手勢，會告訴醫師許多細節並透露想法，有人嘴巴說著「心臟」疼痛，手卻比向乳房或左上胸的位置；在尼泊爾義診時，許多病人說自己「心臟」不舒服，壓了會痛，手卻比著上腹部。

●察覺心血管疾病的線索

要知道心臟的正確位置，可以握拳放在兩乳中央，再左移一至二公分，這就是大多數人心臟的位置；但心臟位置疼痛也未必是心臟的問題，心臟的痛也未必都在這個位置，最重要的線索是，不管胸口、肩膀、手、耳朵……如果走路爬坡就難受、休息就會好，每次持續幾分鐘，就該檢查一下心臟了。

要是患者說胸口難受，同時手掌在胸部迅速上下揮舞，常常暗示他的症狀會上下移動，那麼診斷要偏向胃酸逆流。

要是患者的手掌張開，不動的壓在胸口正中央，常意味著胸口整片壓迫的難受，是冠狀動脈性心臟病的機率就很高。

要是患者伸出一根手指頭，比著一個點，就常常是肌肉肌腱疼痛。

要是患者抓著半邊胸口，沒過中線，要先考慮肌肉痛的可能性……但要注意的是，當然不可以單單靠這些症狀就診斷疾病，還是有非常多的例外狀況。

茱莉亞．羅勃茲在主演的電影「享受吧！一個人的旅行」（*Eat, Pray, Love*）中，有一段描述義大利人說話時比手畫腳的情節，引人發噱，台灣人說話時雖然沒那麼誇張，卻也常常會用手勢輔助話語的不易表達之處，醫師如果沒解讀病人的肢體語言，其實滿可惜的。

●需要盡快就醫的症狀

醫師在診間常常會遇到胸痛的患者，但偶爾會有讓我們警鈴大響、最懼怕遇到的危險狀況。

我有一次就碰到這種情況，有位從南部北上的初診男士，身邊陪診的是兩位女士，但從進來的那一秒開始，她們的身體語言卻透露出不尋常的訊息，她們兩手交疊在胸前，側對著病人，臉上露出好像是不屑、也好像是不以為然的表情。

「我最近胸痛愈來愈嚴重。」病人這麼對我說，「昨天含了二十幾顆舌下含片。」

「哪有二十幾，最多十顆。」旁邊的女士迫不及待打斷病人的話，病人回頭看著她，好像要說什麼，又把話吞了回去。

「好啦、好啦！幾顆都沒關係，病歷上就寫十到二十顆好嗎？」

我趕快打圓場，但心裡覺得有點奇怪，這麼嚴重的症狀，很像是隨時會變成心肌梗塞的不穩定型心絞痛，應該要立刻送急診，怎麼特地來台北看醫生，還在這裡像是為了剛剛到底是在咖啡中加了兩顆還是四顆方糖般的爭辯不休。

因為病人的症狀太嚴重了，我把心中的疑問放在一邊，讓他趕快去做心電圖，萬一心電圖出來真的是心肌梗塞，就必須立即處理，一分一秒都不能浪費，其他的細節可以等一下再來慢慢了解，但是他去做心電圖前我還是多問了一句：「使用含片之後有改善嗎？」

「每次都會好一點，沒多久又會再出現。」病人這麼回我。

這名病人做了心電圖回來，沒什麼異狀，這樣就有時間慢慢問了。

他的症狀是胸口正中央悶悶的、重重的、沉沉的，每次持續幾分鐘到十幾分鐘不等，走快一點就會變得更嚴重，休息過後就會好，這種症狀非常典型，和醫學教科書上不穩定型心絞痛的症狀一模一樣，但是他除了年齡及家族遺傳，沒什麼其他三高、抽菸這一類的危險因子。

●心絞痛的症狀

心絞痛的症狀，就是當走路、爬樓梯、搬重物、生氣、壓力大時，胸口產生一種像是被大石頭壓住的感覺。

患者會描述這種感覺像是悶、緊、脹、痛、綁綁、匝匝、壓迫感、鈍鈍的，而不是像刀割、電擊、針刺這種銳利的感覺；也有人會形容心絞痛的時候感覺「好像大象踩在胸口」。

壓迫感會持續幾分鐘到十幾分鐘，最典型的症狀位於胸口正中央心窩處，但也可能發生在左胸、上腹部、背後、左肩、左手內側，甚至於左耳，或是兩頰。

有位患者說半年前心肌梗塞發作時，胸口很悶、冒冷汗，在其他醫院緊急處理後就好了。但直到最近兩頰開始痠痛，看了很多牙科和耳鼻喉科的醫生，做了很多檢查，但都查不出問題，直到某天想到心肌梗塞發作時，也有兩頰痠痛的感覺，於是來看心臟內科。

我們替他做了檢查，發現之前放的支架全都堵住，重新處理過後，他的兩頰就再也不會痠了。

心臟病的症狀或不舒服的位置不見得都是胸部，可能是上腹，可能是左耳，可能是下巴，可能是肩膀（尤其是左肩），可能是左手內側，也可能像這位患者是兩頰。

這些症狀不在胸部的「心絞痛」與典型的心絞痛一樣，最重要且共同的特點，通常都是一運動就難受、一休息就好轉，時間會持續幾分鐘，而且無法一根手指指出痛的位置，吸氣、吐氣時不會變得更強烈，舉手轉身時也都沒有影響。但有時候症狀也可能不那麼典型，會以喘或不典型的胸痛來表現。

●不穩定型心絞痛

回到前文提到的這位一天需要使用到十幾二十顆含片的病人，他胸痛的時間變長、頻率增加、走路難受、休息會好，以上症狀都屬於不穩定型心絞痛，往往是小問題轉變成大發作的前兆，症狀從原本穩定忽然變得不穩定，但一下子又沒事了。如果不能把握時間盡快就醫，常常會造成難以挽回的憾事。

不穩定型心絞痛的方式和位置與狹心症很類似，都是以壓迫感為主，但痛的時間會長很多、強度也強很多、發作頻率增加、輕微活動就難受，甚至休息時也會發生，不趕快處理的話，很多病人會變成心肌梗塞。

●心肌梗塞

心肌梗塞是更嚴重的疾病，症狀會一直持續，許多人會合併冒冷汗，也有很多人會有大難臨頭、快要死去的感覺，也的確有很多人來不及送醫，就猝死了。心肌梗塞可能發生在任何人身上，即使是正處於顛峰狀態的年輕運動員，也不一定逃得過這個隱形殺手的魔掌。

心肌梗塞是冠狀動脈心臟病的一個極端表現，胸痛則是心肌梗塞最常見的症狀，

◎ 洪醫師小提醒

不穩定型心絞痛的方式和位置與狹心症很類似，都是以壓迫感為主，但痛的時間會長很多、強度也強很多、發作頻率增加、輕微活動就難受，甚至休息時也會發生，不趕快處理的話，很多病人會變成心肌梗塞。

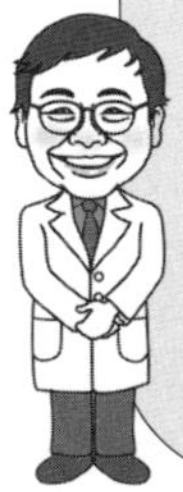

會比一般心絞痛更為疼痛、持續時間更長，使用硝化甘油舌下含片無法緩解症狀。病情輕微者，只是感到有點胸悶，嚴重者可能出現心律異常，甚至休克、猝死或因心臟衰竭而亡。

心肌梗塞的死亡率約在百分之十至二十之間，老年人甚至高達百分之四十，其中半數以上的患者來不及送醫便死亡。

「我哥哥是某某某，上個月你幫他放了支架，他介紹我來的。」病人說。

我想起來了，他哥哥特地從南部上來找我做了心導管手術，非常成功，但為什麼兩位女士的表情是這樣呢？

「這樣的症狀非常不好，如果不是不穩定型心絞痛，就是非ＳＴ波抬高型的心肌梗塞了，應該要做心導管手術。」

「不需要！」年長的那位女士開口了，而且口氣強硬，毫無商量餘地。

我有些驚訝，怎麼會是這種反應？如果那麼肯定，何必花三個人的交通費，特地從南部上來呢？

我的第一個念頭是打算讓患者去抽血，看看心肌酵素高不高，因為當症狀、心電圖、抽血酵素三項有兩項不正常時，就是心肌梗塞。但我看看病人及家屬，總覺得哪裡怪怪的，說不上來，一轉念，我走了險招，沒有讓患者去抽血，反而讓他去做運動心電圖，運動心電圖是診斷心絞痛的利器，但在心肌梗塞時不能做。

病人做了運動心電圖回來，因為並未到達要求的心跳速度，所以沒有得到答案，無法知道是否心臟缺血，這下子我面臨了困難的抉擇，客觀的證據並未提供任何線索，既不能說是，也不能說不是急性心臟病，但反過來，如果從病人主觀的症狀看起來，就是典型的不穩定型心絞痛，一年內的致死率高達百分之二十以上。

我考慮了一下，決定還是建議進行心導管手術，因為要是判斷錯了，代價並不大，但萬一真的是急性心臟病卻沒有立刻處理，一旦發作可就後悔莫及。

●心導管手術幫助診斷

當我建議病人住院做心導管手術時，診間的氣氛卻突然變得非常奇怪。

「好，醫師你怎麼說我就怎麼做。」病人這麼回答。

「不需要。」年長的女士是病人太太的親戚，語氣強硬毫無商量餘地，病人的太太明顯站在她這一邊。

「要做！」「不要做！」「要做！」「不要做！」我看著爭辯的病人和家屬，腦中浮現醫學倫理的議題，通常意見不同時，要以病人的想法為主。

「我要做！」病人說。

「你要做就自己簽同意書，我不同意。」病人太太態度很強硬。

「我簽就我簽，我自己負責。」病人也很堅持。

我看著他們愈吵愈僵，只好出來打圓場。

「通常意見不一樣時，要先尊重病人的想法。」我說。

年長的女士看著我，欲言又止，隔了一會兒，終於下定決心。

「好啦，醫師，我老實跟你說，這都是他過世的親人作祟引起的。」

「什麼？」我滿臉疑惑。

「之前是他過世的姊夫作祟，我已經處理好了，現在是他的父母，我也正在作法，快要弄好了。」我驚訝的看著她。

「老實跟你說，我有修行，這些都是觀世音菩薩告訴我的。」

這下狀況變得更複雜，通常我都願意配合病人的信仰，但現在並非病人的信仰，而是太太親戚的信念，兩邊還有不小的衝突。對於處理這種情況，原則非常簡單，就是以病人的想法為最優先考量，由病人決定。

「我自己簽同意書。」病人說。

「我絕不簽！」太太非常堅持。

「我還有事，我先離開了。」太太的親戚看了這情形，不滿的提早離席。

病人拿起筆來爽快簽字，太太也如她說所的不簽名，我只好請醫院的社工人員幫忙，希望能緩和一下劍拔弩張的氣氛。

早上門診結束後，下午就幫這位病人進行心導管手術，心導管顯示血管抽筋，只需要藥物治療。這種疾病叫做變異型心絞痛（Variant Angina），症狀和不穩定心絞痛很類似，但通常不需要放支架。

從結果來看，似乎病人與其太太都沒錯，我知道狀況後，就知道要如何調整藥物，但要是沒做心導管手術，只靠含片，其實也能撐過多數狀況。可是病人一天含十幾二十顆含片，加上沒有證據顯示為正常的狀況之下，我是不敢讓病人回家的。

病人的敘述是真的嗎？還是這些症狀只是夫妻吵架時的誇大表現？我不知道，只能祈禱病人從此無災無病，一切平安。

●肌肉痛的原因

有次我在門診替一位六十幾歲的女性患者檢查後，十分篤定的解釋她的胸痛是肌肉痛，不是心臟引起的。

「你都是左側胸痛，沒有超過胸骨正中線，而且呼吸或手舉高時會更痛，走路、運動卻不會，這是典型的肌肉痛。」

「太好了，這樣我就放心了。」

「最近有提重物嗎？抱小孩，還是做什麼特別的運動？有受傷嗎？」

我試著猜測致病的原因，要是沒有排除，病人幾天後又會回來。

「媳婦生病住院了，我幫忙帶小孩。」

「喔，小孩多大呢？」我問。

小孩的年齡牽涉到是否需要人抱，有的已經二十幾公斤還要人抱，這樣大人受傷的機會就升高了。

「兩歲多，還有一個上小學。」

「喔，那麼抱的時候要小心，你先吃點……」

我突然發現患者的視線看向遠方，好像根本沒有在聽，也好像在想些什麼，於是停了下來。

過了一下子，她才開口說：「我十一、二歲的時候，家裡很窮……」

我停下打電腦的動作，轉向患者。

「……那一天，我從高處摔下來，撞到左邊胸部，痛得不得了。」

我靜靜的聽著。

「但回家不敢跟媽媽說，因為家裡很窮，那時候家裡很窮……」

病人重複說著，聲音愈來愈小，好像在自言自語，她慢慢的停了下來，眼神迷離的看著遠方，陷入深沉的回憶，我不敢打岔，也不敢追問些什麼，怕引起她更多的痛苦回憶。

我開了普拿疼和肌肉鬆弛劑給病人，叮囑若是有效，這個診斷就是對的，如果沒有改善就要回診，再安排進一步的檢查。

病人離開診間後，我卻久久不能自已，短短幾分鐘的看診時間，我卻聽到一家四代的人生經歷……

婦人年輕時還沒健保，大人也許還有勞保，要是家裡經濟不好，小孩就沒有生病的本錢，我猜病人小時候大概是個溫暖體貼、把家庭放在第一位、總是先顧著別人的孩子吧！她為了不增添家中負擔，受了傷也不跟大人說，情願自己吞下病痛和委屈。

如果走路、爬坡時就悶痛，休息過後就好，每次難受的時間是幾分鐘到十幾分鐘，這樣可能是狹心症；如果痛的時間只有一、兩秒，這樣可能是神經痛；如果身體不舒服的部位會從下往上移動，這樣比較可能是食道的胃酸逆流……，每種疾病都要靠病史來鑑別診斷。

有趣的是，狹心症、胃酸逆流背後的故事往往都類似；但當我企圖找出引起肌肉痛的原因時，卻常常聽到許多意想不到的故事，有患者和小孩玩得太激烈受傷的、有因為工作經常上上下下搬動沉重玉石受傷的、有在公園使用健身器材受傷的、有廚師一手炒菜一手抬著大鍋受傷的、有做伏地挺身受傷、有打網球替換姿勢受傷的、有睡覺時習慣一手舉高受傷的……林林總總，受傷的原因非常多樣，但共同特點是他們胸痛時，都擔心自己罹患了心臟病，才來心臟內科就診，要是醫師沒有找出真正的病因，這個病痛就不會消失，一直困擾著患者。

08 喘

心臟不好會喘，但喘不一定是心臟不好。

某天尼泊爾的台商傳來一支影片，內容是當地電視台報導我接下來要聊的那位患者的故事。

電視台的報導說她嚴重心臟衰竭卻沒錢就醫，在喜瑪拉雅山脈走了兩天，只為求得台灣扶輪社及慈濟義診團隊的幫忙，沒想到抵達時就撐不住倒下了，台灣的醫療團隊立刻接手處理，提供協助……

故事很動人，卻有個小小的問題，她的病症並非心臟衰竭，而且她的病情也無法像電影情節般藥到病除。

●喘到快斷氣

那場義診有破萬人報名就診，剛開始，我照原訂計畫，帶著志工企圖在排隊長龍中篩檢出我們能提供最大幫助的心臟病患者，這是個困難的任務。

突然間，來了一位找我找得上氣不接下氣的夥伴，他來是要將我喚回原本預計下午才要啟用的心臟內科診間，當我急忙跑回二樓診間時，看到一名穿著橘紅色衣褲、瘦到皮包骨、大概不到三十公斤的女士，她每分鐘喘到了四、五十下，看起來像是隨時會斷氣。

如果是在台灣的急診室，這麼喘的患者一進來恐怕二話不說就先插管接呼吸器，之後再找原因，但這裡是尼泊爾的鄉下醫院，什麼器材都沒有、什麼藥物都缺乏，我們帶來的心電圖儀還沒開機，超音波掃描儀還未就緒，這時該怎麼做？

我飛快替她做了身體診察，腳不腫、肺音很乾淨、頸靜脈不脹，代表身體的水分不多；血氧濃度百分百，代表患者不是因為低血氧而奮力呼吸；第一心音很大聲，代表左心室的收縮力很強；手腳溫暖，代表心臟輸出量正常。

原本預計下午啟用的心電圖儀和超音波掃描儀開機設定完成後，證實患者的心臟正常，簡單來說就是沒有心臟衰竭。

●心臟衰竭的症狀

心臟衰竭是指心臟輸出量不足以應付身體需求，當心臟輸出量不足或身體需求增加時，就會發生。

診斷心臟衰竭，靠的是臨床症狀，只要患者有喘、腫、累的情況，又找不到其他原因時，就會懷疑有可能是心臟衰竭了。

心臟的運作方式一下放鬆、一下收縮，舒張時放鬆容納回流心臟的血液，收縮時又用力擠壓，把回到心臟的血液送去全身。所以不管是舒張不佳，或是收縮不良，都會心臟衰竭。

收縮不良型的心臟衰竭死亡率非常高，如果不處理，平均壽命剩下五年；到了第四期，也就是休息不動時也會喘的話，平均壽命只剩下半年到一年。

●喘的原因

這名患者為什麼會那麼喘呢？這麼說吧，心臟不好會喘，但喘不一定是心臟不好。心臟不好會喘、肺不好會喘、貧血會喘、太胖會喘、太瘦會喘，還有肌肉不夠、腦神經衰弱、代謝性酸中毒、呼吸性鹼中毒、換氣過度症候群……都會喘。除了家醫科或一般內科，多數人會先看心臟內科或胸腔科。

讓我們試著用排除法來做診斷，她的心臟收縮力沒問題，肺部聽診血氧正常，代表肺臟應該沒事，結膜看來沒貧血……，一一排除後，最可能的是呼吸性鹼中毒或代謝性酸中毒，而引起這兩者最常見的是敗血症，當然也不能排除腎臟病或惡性腫瘤引起肌肉不足的惡病體質（Cachexia）這些問題。

當我打算把患者轉去住院時，家屬透過翻譯又加上一個症狀，說她已經有一段時間愈來愈無法進食，最近連水都吞不下去，這個症狀加上不到三十公斤的體重，讓我想到「食道癌」這個診斷。

最後的診斷還無法知道，但我敢說絕對與尼泊爾媒體說的心臟衰竭毫無關係，我再重複一遍，心臟不好會喘，但喘不一定是心臟不好。尼泊爾媒體下的診斷，錯了。

我在帶學生時，常常會用「SKHMICU」這個口訣來加強學生的記憶，SKH是新光醫院的縮寫，MICU則是內科加護病房的縮寫，我在新光醫院內科加護病房待了十三年，自然就把「喘」的診斷法套進「SKHMICU」，整理出來的診斷表單見下頁圖表10。

S是指骨頭（Skeletal），當身高減少十公分，原本的一〇一大樓變成九一大樓，撐住肺部的骨頭大樓塌陷了，肺部就變小，肺活量也跟著變差，肺功能要不差也很難，所以會喘。

K是指腎臟（Kidney），說的就是腎臟引起的代謝性酸中毒或是呼吸性鹼中毒，代謝性酸中毒分為高陰離子間隙（Anion Gap）或正常陰離子間隙，有時是腎臟出問題堆積毒素或是腎臟代謝功能出問題，有時是血壓太低引起的乳酸中毒，有時又是酮酸中毒……；呼吸性鹼中毒可能是恐慌症、換氣過度、藥物刺激，甚至是敗血症的初期表徵。

SKHMICU 診斷表單
☐ Skeletal 骨頭
☐ Kidney 腎臟 ☐ Metabolic Acidosis 代謝性酸中毒 ☐ Respiratory Alkalosis 呼吸性鹼中毒
☐ Hb 血色素
☐ Muscle 肌肉
☐ Interchange... 換氣
☐ Cardiac 心臟 ☐ Heart Failure 心臟衰竭 ☐ Angina Equivalent 狹心症的等同症狀 ☐ Arrhythmia 心律不整
☐ Unlisted 以上皆非

圖表 10　SKHMICU 診斷表單

H是指血色素（Hemoglobin），血色素不夠就是貧血，貧血也會喘，所以一定要知道患者的大便顏色（黑大便常常代表上消化道出血，鮮血可能是痔瘡或下消化道出血），也要注意女性月經量大，或是內出血、外傷、溶血等引起的貧血；另外血色素太高導致血液不易流動時，有時也會喘。

M是指肌肉（Muscle），呼吸要靠肌肉，當肌肉出問題時，患有肌少症、重症肌無力等疾病時，常常都會喘。

I是指換氣（Interchange），也就是氣體交換，即呼吸的時候氧氣從鼻腔進入體內，經過氣管、支氣管，進入肺泡血液交換氣體，氧氣進入血液裡的整個過程；這段從空氣中的氧氣轉換成進入血液的長遠旅程，任何步驟或是環節出了問題，都會引起喘的症狀。

我們可以把自己想像成氧氣，把從鼻腔開始到進入血液的每段旅程都走一遍，就不容易漏掉什麼疾病了。

就從鼻子外面開始吧！戴上等級是N95以上的口罩運動時，不容易吸到氧氣，當然會喘；嚴重鼻塞時，也會喘；氣管到支氣管之間長異物、卡東西、受傷、狹窄等也會喘；氣喘、慢性阻塞性肺病（COPD）這類慢性呼吸道疾病，當然也會喘；肺纖維化、肋膜積水、肺癌、肺結核、肺部感染、過敏免疫疾病、肺高壓……，任何肺臟本體的疾病也都會喘；還有氧氣進入血液的最後一關受到阻礙，也就是肺栓塞時也會喘。

C是指心臟（Cardiac），心臟的喘，分成三大類：

1 第一類是心臟衰竭的喘，這種喘是最常想到的心臟引起的喘，通常合併全身水腫與疲累；

2 第二類是冠心病，有的人冠狀動脈狹窄時，並不會出現典型的胸痛，反而常常用喘來表現，這種稱為狹心症的等同症狀（Angina Equivalent），常常出現在女性或有糖尿病神經病變、腎臟病的患者身上；

3 第三類是心律不整，當心跳太慢，心臟輸出量不夠的時候，當然會喘；當心跳太快，有時是心臟來不及裝滿（才坐了一半的乘客，車子就發車）就收縮了，像這樣常常因為心臟沒裝滿就發車或車子脫班，輸出不夠，心跳太亂（心律不整），也是會喘的。

U是指以上皆非（Unlisted），也就是除了前面的這些問題，還要想一下其他可能性。新聞提到有個年輕女孩身材瘦削，上圍卻十分豐滿，因為喘去就診，在醫院做了所有檢查，除了肺功能差，侷限性肺疾（Restrictive Lung Disease），沒什麼大問題，可是X光片看起來又沒問題，醫師左思右想，看到病人不成比例的豐滿身材，靈機一動，請病人把胸罩拿掉再做一次檢查，結果肺功能就恢復正常了，原來問題出在她的調整型內衣穿太緊。

◎洪醫師小提醒

與心臟有關的喘分成三大類：一、心臟衰竭，通常合併全身水腫與疲累；二、冠心病的狹心症等同症狀，沒有典型胸痛，常常出現在女性或有糖尿病神經病變、腎臟病的患者身上；三、心律不整，心跳太慢、太快或太亂，導致心臟輸出量不夠時。

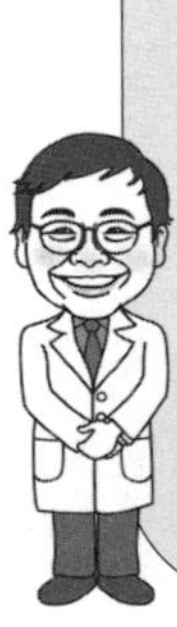

門診中遇到「喘」這樣的主訴時，通常我都會從胸悶、胸痛、水腫、呼吸發出咻咻聲、大便顏色……這些問題開始，最後才會問到其他；但是在疫情期間，問診順序改變了，第一句話變成「有變胖嗎？」

猜中的機會有六至七成，疫情擴大後，變胖的人不少，多的七至八公斤，少的二至三公斤也很常見，胖起來也是會喘的。

但也不是每個人在疫情中都會變胖，在疫情期間，有一天診間出現這樣的對話。

「怎麼胖了？」我問。

「因為疫情的關係都宅在家。」

「什麼？」我忍不住露出疑惑表情。

「都沒出去運動，所以就胖了。」

接著來了另一名患者。

「怎麼瘦了？」我問。

「因為疫情的關係都宅在家。」

「什麼？」我太訝異了。

「都沒出去應酬，所以就瘦了。」

但萬一瘦的地方不是肥油而是肌肉，罹患肌少症也是會讓人開始喘的。喘，對醫師來說是個考題，但一切診斷要從患者的語句開始，「喘」、「喘喘」、「吣怦喘」、「怦怦喘」、「喘大氣」、「大心氣」、「喘得上氣不接下氣」，每個語句都會連接到不太一樣的判斷，像台語的「喘喘」，好像就帶有些心跳快的味道，而不是單純的喘，精確的形容詞，可以幫助醫師做出最正確的診斷。

09 心悸

心悸的感覺可以是快，可以是慢，也可以是亂，可以是忽快忽慢，也可以是又慢又亂、或是又快又亂……要取得診斷，最好是不舒服當下做心電圖檢查。

如果看診時每句話都要靠翻譯，對聽得懂兩種語言的人來說，會不會像是回音呢？診間常出現以下這種狀況。

「我胸口悶。」病人主訴。

「她胸口悶。」陪診者說。

「悶多久了？」我問。

「悶多久了？」陪診者問。

「很久了！」病人回。

「很久了！」陪診者幫忙翻譯。

「很久是多久？」我繼續問。

「很久是多久？」陪診接著問。

「就很久啊！」病人不耐煩的回著。

擔任翻譯角色的陪診者通常會幫我問出時間，再告訴我答案，如此問診很耗時，後來我常常就會放棄一些問題，不再問那麼詳細了。

我在尼泊爾義診時，有天來了位患者抱怨心悸，這大概是那天第十位主訴心悸的患者了，沒想到她說給翻譯的醫師聽時，我卻發現自己居然聽得懂其中一段。

「@＃＃$＆＆＊＃＃＆@@％＃$，波……波……波……波ㄆㄧㄡ……！@＃$＆＆＊＆@@％＃……」

我拿起筆，打算把那段聽得懂的部分記下來，但是突然間又愣在那裡，在台灣要是患者這樣敘述，我都會很自然的用注音符號拼寫在病歷上，「波……波……波……波ㄆㄧㄡ……！」但此時是在尼泊爾，病歷是用英文寫的，我該用英文寫這一段嗎？

「po... po.... po... po. pieu...!」

我要是這樣寫，當地醫師日後看到這段病歷，會不會以為台灣醫師都像我一樣瘋瘋癲癲的，我考慮了一下，放下筆，免得影響台灣醫師的形象。

其實患者的描述非常精準，她形容的心律不整狀況，是心臟突然一跳、之後還稍做停頓的不規則跳動，最可能的診斷結果，是心室早期收縮（Premature Ventricular Contractions）。

這種心律不整會在心臟正常跳動時突然出現，然後合併小小停頓（Compensatory Pause），之後心跳又回復原來的頻率。它有特別節奏，有時和情緒、睡眠不足、壓力太大、咖啡、酒、茶等刺激性飲料相關，當數量不多時，危險性不高，但當次數太多或連續發生時，就會有生命危險。

放棄記下聽懂的部分後，我就很感興趣的等著，想知道幫忙翻譯的醫師在患者說了一大串之後，會怎麼翻譯給我聽？會唱出這個曲調嗎？沒想到一點也不好玩，翻譯的醫師只把患者一長串的敘述轉成他的診斷。

「她在描述心房早期收縮！」

但我並不認同「心房」早期收縮的診斷，我認為自己聽到的曲調是「心室」早期收縮的節奏，這兩種疾病的節奏有點細微差異，預後不一樣，治療也不太相同，還好我聽得懂這一段「尼泊爾文」，不然就被翻譯的醫師糊弄過去了。

英國有句俗諺說：「翻譯，基本上是一種背叛行為。」透過翻譯看診，其實有時候還滿危險的。

●陣發性上心室頻脈

我回到台灣的第一天門診，有位病人形容自己的症狀是「ㄉㄨㄞ……ㄉㄨㄞ……ㄉㄨㄞ」，另一名病人形容自己的感覺是「ㄍㄧ……ㄍㄧ……ㄍㄨㄞ……ㄍㄨㄞ」，他們最後的診斷都是心室早期收縮，但是更多心室早期收縮病人的形容是「砰……砰……砰砰……」或心臟會停一拍的感覺。

就算是同樣的疾病，每位患者的感覺卻常常不同，對病況的形容更是南轅北轍，經常需要醫師細心分辨，才能從中理出頭緒。

有位陣發性上心室頻脈（Paroxysmal Supraventricular Tachycardia, PSVT）的患者，心房與心室之間多了一條傳導神經，這條神經偶爾會漏電，產生回路，讓心跳加倍，讓原來每分鐘八十下的心跳突然跳到一百六十，這種回路只要一被打斷，就能立刻回復正常，這種疾病通常只要電燒就能根治，但患者始終不想處理。

發作時除了藥物，還可以使用喝冰水、按摩頸動脈竇或是喉嚨憋氣、肚子用力的伐氏操作（Valsalva Maneuver）等方法，這些動作都會刺激副交感神經（也稱為迷走神經、煞車神經），有時也能打斷回路，讓心跳恢復正常。

●體溫升高，心跳增加

我還是總醫師的時候，有一天接到電話說長輩的心跳快到每分鐘一百四十至一百五十下，吃了兩次平常有效的臨時用藥都不見效，心跳還是持續那麼快。

到了長輩家中，沒想到以往有效的方法這次卻完全沒用，心跳還是維持在每分鐘一百四十至一百五十下。就在我非常沮喪，打算把長輩送急診時，突然想到剛剛做治療時，她的皮膚好像很燙，那時並沒有想太多，但說不定這就是個線索。

幫她量了一下體溫，才恍然大悟，發現剛才被之前的成功誤導，走錯了方向。

人的體溫每升高一度，每分鐘的心跳就會增加二十下，也就是說攝氏三十七度時，每分鐘的心跳大約八十下，體溫到了攝氏三十八度，每分鐘的心跳就會變成一百下、三十九度一百二十下、四十度一百四十下，有時當心跳上升幅度不如預期，該快而不快時，就要懷疑沙門桿菌、黴漿菌、膿瘍、革蘭氏陰性敗血症之類的疾病了。

長輩燒到了四十度，這時每分鐘心跳預期應該會跳到一百四十下，也就是說這次

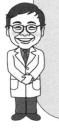

◎ 洪醫師小提醒

人的體溫每升高一度，每分鐘的心跳就會增加二十下，如果心跳上升幅度與體溫上升幅度不成比例，就要懷疑不是單純發燒引起的心跳過快，要找出原因。

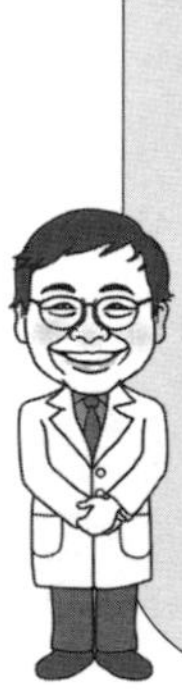

也許不是以往的陣發性上心室頻脈發作，而是發燒引起的竇性頻脈（竇性心搏過速）。這兩者在醫院中非常好區分，做個心電圖檢查立刻就有答案，但那時不像現在有特別儀器可以在家中做這項檢查，那麼在沒有儀器輔助下，我該如何鑑別診斷呢？

我想了一下，請長輩吃顆普拿疼，利用這種藥物止痛之外的退燒效果來區分，她吃藥沒多久體溫就與預期的一樣下降了，心跳也就慢下來，我鬆了一口氣，因為這樣就證明的確是發燒引起的竇性頻脈。

●竇性頻脈

在我多年的行醫過程中，後來也遇過不少竇性頻脈的病人，有的是合併手熱、流汗、凸眼的甲狀腺亢進，也有許多是貧血、焦慮、藥物等疾病所引起的竇性頻脈，但印象最深刻的，不是這些。

有次新患者的心跳到了每分鐘一百三十至一百五十下，做了心電圖檢查確定是竇性頻脈，我試著找出心跳快的原因。

「有怕冷、怕熱嗎？手會抖嗎？有發燒嗎？體重有變化嗎？大便黑嗎？月經量大嗎？有服用什麼藥物嗎？……」我一口氣問了幾種可能出現的狀況。

沒想到患者給了一個意想不到的答案。

「我每次看醫生時，心跳都會這樣。」患者這麼說。

「那你看恐怖片時會這樣嗎？」我忍不住問。

「不會啊，再怎麼恐怖的片子都沒問題。」

「所以對你來說，醫師比恐怖片可怕嘍？」我開玩笑的問。

「嘿嘿嘿，也是啦！」

還有一次幫患者做超音波檢查，探頭一放上患者胸口，就發現她的心跳非常快。

「心跳怎麼那麼快？」我問。

「我每次來醫院都很緊張，心跳都很快。」

「是不是因為醫師太帥了，所以心跳加速？」我開個玩笑，想讓她放鬆。

患者大笑了起來，好像從沒聽過那麼好笑的笑話，讓我有些受傷。

「是啊！是啊！都是因為醫師太帥了，我的心跳才會加速。」

但就在她收起笑聲那一瞬間，心跳就突然慢下來，可能每分鐘差了十至二十下。我驚訝的發現，原來人的心跳可以這樣急遽減速。

竇性頻脈是一種相對良性的心律，運動時每個人都會出現這種狀況，屬於正常的生理反應，但除此之外，也常在甲狀腺亢進、貧血、發燒、脫水、焦慮、服用某些藥物、自律神經失調等狀況下發生，但是我從沒在教科書上看過誘發因子包括醫師（出現「白袍高血壓」時當然心跳也會快，但還沒見過這麼誇張的）。

●心悸的感覺

什麼是心悸？可以感覺到心臟的跳動，就是心悸，這是自己的感覺，而引發的原因可能有很多種，或許是各種心律不整、是焦慮、是見到帥哥美女、是受到驚嚇……韓劇「非常律師禹英禑」中有段劇情，說要判斷兩個人是否來電，只要看看碰觸對方時，心跳有沒有超過每分鐘一百五十下，就可以知道了。

心悸的感覺可以是快，可以是慢，也可以是亂，可以是忽快忽慢，也可以是又慢又亂、或是又快又亂……要取得診斷，最好是不舒服當下做心電圖檢查；如果無法這麼做，就要靠自己檢查脈搏，看發作時心跳次數有沒有不規則？這些對醫師來說都是很重要的指標，正常的心跳每分鐘大約六十至一百下，而且很規則。

症狀發生時的心電圖很重要，但要如何取得呢？可以在不舒服的當下立刻去診所、去急診，或去檢驗所做個心電圖檢查。但如果在不舒服時沒能進行心電圖檢查，有時醫師會進行二十四小時心電圖檢查看看是否能找到問題，不過患者的症狀通常不是經常發作，常常檢查那天什麼症狀也沒出現，更誇張的是有人機器一拆掉，回家就馬上發作。

我經常比喻做二十四小時心電圖檢查，就像是警察站崗二十四小時，要是守株待兔那段時間小偷沒出現，抓不到現行犯，就不知道壞蛋長什麼樣子、該怎麼處理。

有時醫師會幫病人裝事件記錄器，讓病人帶個機器回家，不舒服時馬上拿出來記錄，但事件記錄器有個問題，就是如果心悸時間沒持續那麼久，把機器拿出來時症狀早已消失，等於一打電話報警，小偷就跑了。

還有個辦法是用目前健保尚未給付的連續七天或是十四天心電圖記錄來找問題，

這就像裝個七到十四天的保全系統，看看那段時間有沒有發作。

有的醫師會建議病人買個穿戴式裝置，像 Apple Watch 那種能做心電圖的儀器，有了永久的保全系統，就比較容易找出問題了。

●從症狀上診斷心悸

回到症狀，如果單靠症狀，能不能診斷呢？症狀可以幫助我們猜測臆斷，有經驗的醫師能猜個八九不離十，但不能完全確定。

要是患者自己敘述心悸的感覺是快、發作時心跳每分鐘大於一百二十至一百三十下（常常會到一百五十，有時甚至二百下）、有規則、「突然」發作、「突然」好了，那麼我會優先考慮前文提過的陣發性上心室頻脈，當然也可能是惡性心室頻脈，但因為兩者相比後者相對比較少，猜前者答對的機率比較高。

要是感覺是心跳快、規則、突然發作、但卻是「慢慢逐漸」恢復，我會猜是竇性頻脈（竇性心搏過速）；如果是突然發作，發生時「完全不規則」，我會往容易中風的心房顫動去想，但就沒那麼肯定了；要是跳兩、三下停一下，po... po... po... po. pieu...，就會猜心室早期收縮。當然這些臆測就和氣象預報一樣，都是猜測，未必準確，但總是會有個方向。

●幫助記錄症狀的手機應用程式

除了清楚說明症狀和前文提到的購買穿戴式裝置，我會推薦患者拿出手機下載應用程式，在心悸時取得更多資訊，第一個推薦的是台大醫院、新竹台大分院與敦捷光電合作推出的「愛心鏡 Rhythm Cam」App，不舒服的時候，打開手機應用程式，將手指放在手機鏡頭上，這個 App 就能「看到」血液體積變化波形，做出類似脈搏的圖形，做一分鐘之後，它會自動判讀是否規則、是否正常，據說敏感度和準確度高達百分之九十五以上。

這是台灣首款通過衛福部食藥署核可自行篩檢的心房顫動篩檢 App，也是亞洲第一、全球第三款有醫療認證的心律不整 App，但這個程式的缺點是看不到圖形；另一個我常推薦病人使用的應用程式，只有 iPhone 的 iOS 系統才有，是 CARDIIO，它的好處是能做圖形紀錄，醫師看了就可大概猜出答案。

心悸的種類實在太多了，有些對身體毫無影響，有些卻有生命危險，取得診斷之後，還常常需要找到誘發因素，是先天還是後天？是環境還是習慣？是危險還是沒關係？林林總總，需要患者的配合與醫師的智慧，才能解決問題。

10 昏倒

造成昏倒的原因有輕有重，基本上要從心臟內科及神經內科著手檢查，排除掉可處理的嚴重問題，才能避免憾事。

有一天，原本就在我這裡看病很久的患者忽然來加號，人看起來很好，我有點納悶的問他，上週來門診時不是才跟我說要出國，怎麼現在會出現在診間？

「機捷高高低低的很晃，我站著頭很暈。」患者開口說，「我怕是心臟病發，就含了耐絞寧（Nitroglycerin）……」

「人就昏倒了對不對？」我打斷了患者的敘述。

他有點驚訝的揚起眉毛看了我一眼說：「是啊，馬上就不知道人（不省人事），過一下子才醒來。」

「我應該有跟你說過，耐絞寧這種舌下含片是血管擴張劑，會降血壓，只有在胸口悶、緊、脹、痛時才可以含，其他症狀不行，而且要坐著或躺著時才可以含，站著時絕不可以，那樣常常會昏倒。」

患者被我訓了一頓，沒有再說什麼，我又接著繼續說：「頭暈的原因很多，血壓太低也會頭暈，萬一頭暈是血壓降低引起的，再含了含片，血壓降得更低，這樣不出事才怪呢！」

看著患者懊惱的表情，我不忍再多說什麼，就把話題岔開。

「後來你旅行兩天就回來了啊？」

「沒有，昏倒後就沒去了，所以今天才能來。」

●耐絞寧不是萬用神藥

耐絞寧是血管擴張劑，不是萬用神藥，主要用在「心絞痛」，會降血壓，只有醫師診斷處方才可以使用。

多年前我有一次在北京開會，晚餐吃蒙古料理，我喝了些馬奶酒，有些醉。當天很冷，餐後搭地鐵回飯店，地鐵裡人又多又擠，空氣非常不好，我握著拉環站在那裡，聞著車廂中的臭味，突然覺得有些不舒服，耳內傳來長長嚶的一聲，眼前一黑，瞬間失去知覺倒下。

對旁觀者來說，當時我的狀況應該是心臟病發作，要是身上帶著耐絞寧，應該要趕快奮勇向前，塞顆藥在我的舌下「救人一命」，但要是當時真的有人這麼做，我可能沒辦法寫出這本書了。

◎洪醫師小提醒

耐絞寧是血管擴張劑，會降血壓，只有在胸口悶、緊、脹、痛時才可以含，而且站著時絕不可以含，有的人會昏倒。

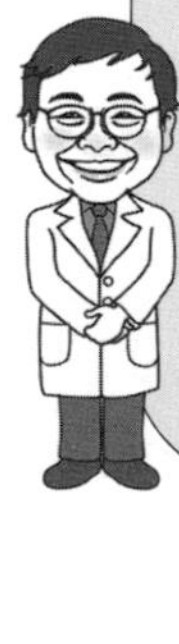

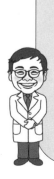

●迷走神經的暈厥

我當時昏倒是屬於迷走神經的暈厥。人體有兩種自律神經，一個是交感神經，像油門，會讓心跳加快、血壓升高，專門應付緊張壓力的狀況；另一個是副交感神經，也就是迷走神經，像煞車，會讓心跳變慢、血壓降低，管的是休息和消化。

迷走神經性暈厥，就是人體的煞車踩過了頭，車子熄火，這種煞車讓心跳變慢、血壓降低；通常這種暈厥還算良性，當人倒下來、頭一低下來，血送到腦部就會醒來。但要是這時候有人給我吃了耐絞寧，把我已經很低的血壓降得更低，這下能不能活命就很難說了。

耐絞寧是血管擴張劑，傳統上用來治療心絞痛，請注意，是「心絞痛」，不是治療昏倒，也不是治療其他狀況。

我們開這個藥給病人時，常常會千叮嚀、萬囑咐，這種藥的用法是，「當胸口悶、緊、脹、痛時，『坐著』或『躺著』，含一顆在舌頭下面，站著時絕對不可以含，因為有的人會昏倒。含一顆沒效時，隔五分鐘可以含第二顆，再沒效時，隔五分鐘可以含第三顆，要是三顆沒效，就要趕快送急診。」

這些是傳統說法，在實證醫學時代，其實有許多聲音質疑這種處理方法在心臟病發作時，是否比立刻吃幾顆阿斯匹靈更有效，尤其這種藥物會降低血壓，在患者血壓已經很低時使用，會非常危險。

再換一個場景，如果昏倒的原因是嚴重心律不整讓心臟失去了功能，血液打不出去，造成心臟停止跳動，這個時候應該量不到血壓，要是在場的熱心民眾給他塞了一顆耐絞寧，絕對會讓狀況變得更糟糕，這時正確的處理方式就是立刻以CPR、AED進行急救。

有人認為，在心臟病發甚至昏倒時，只要使用耐絞寧就能救人一命，但這是非常危險的動作，當民眾一知半解，不了解這種利刃藥物的正確使用方式，甚至把它當做在路邊救人一命的工具時，把耐絞寧開放成非處方用藥，會非常危險。

我那時在地鐵車廂內倒下去，前方坐著的乘客立刻把位子讓給我，我坐在那裡，把頭低下放在兩腿中間，過幾站下車，又在月台再坐了一段時候，慢慢的逐漸恢復正常，但從那時起，我再也不敢飲酒過量，更不敢喝馬奶酒了。

●昏倒的原因

昏倒的原因很多，像是心律不整、癲癇發作、各種中風、姿勢性低血壓、迷走神經性暈厥、肥厚性心肌病變、主動脈狹窄、肺動脈栓塞、頸動脈竇敏感，還有各種問題造成的休克，例如敗血性休克、心因性休克、出血性休克、過敏性休克、心包膜填充等所引起；除了狀況緊急時送急診，要到神經內科和心臟內科就診，兩科都要。

昏倒時，有很多重要問題，像是發生時是躺著、坐著、站著？是否發生在運動時？有沒有失去知覺？昏倒了多久？有合併癲癇症狀嗎？有單手單腳無力嗎？合併胸痛嗎？有服用藥物嗎？大便有變黑嗎？月經量有太大嗎？有發燒嗎？體重有增加或減少嗎？有水腫嗎？有糖尿病嗎？發作前會肚子餓嗎？有冒冷汗嗎？有空腹很久嗎？發作時有轉頭或按摩頸部嗎？……

每個問題都代表一個鑑別診斷，每位患者的狀況都不太一樣，需要仔細觀察評估，但很重要又容易漏掉的，就是別忘了測量躺著和站著時的血壓（參見頁147〈13忽高忽低的血壓〉）。

我再提個昏倒的故事。

某天有位衣冠楚楚的中年男士來就診，他的敘述詳細又精準。

「前天開車時，突然昏迷出了車禍，送到台大醫院急救，快一個小時後才醒來。」

我迅速盤算著，這是坐著的時候發生，大概可以排除姿勢性的問題，昏迷了快一小時，要往嚴重的疾病想，不是運動時發生，比較不像主動脈瓣狹窄這類瓣膜狹窄的問題，發生在開車時，會不會是坐太久引起的肺栓塞呢？

「失去知覺前有任何預兆嗎？」

「昏倒五至十分鐘前先感到胸悶。」

不是劇痛，而是胸悶，加上台大應該做過電腦斷層掃描，所以主動脈剝離或肺栓塞的可能性不高，有抽過血，所以不會是血糖太低或是敗血症、出血、嚴重電解質不平衡等，但無論如何，稍後還是要用雲端系統查看台大的檢查報告。胸悶又昏倒，大概也不是癲癇，昏迷近一小時實在太久了，也不會是因為呼吸中止症睡著了，而且還發生車禍⋯⋯

我迅速往心臟病聚焦，排除急診檢查過的像肺栓塞等疾病，剩下會胸悶的原因就是心律不整、心絞痛，這些疾病就像船過水無痕，沒抓到現行犯就不容易得到診斷。

患者從銀行退休，飲食是蛋奶素，血壓一百三十至一百五十並沒控制，膽固醇稍高、沒糖尿病、沒抽菸、沒家族遺傳，平常心跳都在每分鐘四十下以上，每天運動走路都沒什麼問題，只不過他接下來所說的話給了我一點啟發。

●典型的心絞痛症狀

「大概一個月前，有天我午餐吃了不少，吃完後感覺像胃酸逆流，胸口正中央痛了起來，大約高爾夫球大小，塞到壓住的感覺，走快一點也會壓迫，持續好幾分鐘，不過休息過後就好了。」

這是典型的心絞痛症狀，但單純心絞痛除非合併心律不整，不太會喪失知覺那麼久，我覺得怪怪的，便查看患者之前的檢查報告。

之前他看過另一位醫師，心電圖沒有顯示 QT 間距延長，安排過二十四小時心電圖檢查，卻發現有短暫的「多型性心室頻脈」，雖然只有跳幾下，但這是屬於很可怕的心律不整，這種心律不整可以解釋他的昏倒，但是無法解釋他的症狀。也許，最合理的解釋，是冠狀動脈狹窄引起缺血，缺血後引發心律不整，如果真是如此，放了支架就會有所改善。

我與患者討論後，替他做了心導管手術，果然發現右冠狀動脈塞到快斷掉了，放個支架症狀就改善了。

患者手術後心律不整也消失，再也沒昏倒過。我的判斷好像正確，是冠狀動脈血管不通引發的缺血性心律不整沒錯，但又不能百分之百確定，也許更安全的方法是做一次電生理刺激，看看會不會引發出問題。不過可能是沒有再出現症狀，患者不想再做進一步檢查。

造成昏倒的原因有輕有重，有人是心跳太慢需要裝節律器，有人是心跳太亂需要裝體內去顫器，有人需要開刀換瓣膜，有人需要血栓溶解，有人需要調整藥物，也有人只是姿勢性的問題，注意一下就好，可能的原因實在太多了，甚至還有不少檢查不出來的，但基本上要從心臟內科及神經內科著手檢查，排除掉可處理的嚴重問題，才能避免憾事。

●頭暈

至於頭暈與昏倒有些不同，不是本書主要討論的議題。血壓太高會暈、太低也會、心跳太慢、太快、太亂都會暈，還有血糖太低、姿勢性低血壓、姿勢性高血壓、兩眼視力不平衡、內耳疾病、腦部循環不好的問題都會頭暈。

通常發作時量測血壓、心跳（重點在速度與規則度），就能知道是不是血壓太高或太低，或是心跳太慢、太快、太亂引起的頭暈。

量測躺站血壓，就能排除姿勢性的高血壓或低血壓；頭暈時吃顆糖果，就能排除低血糖引起的頭暈；如果睜眼看東西才暈，閉上眼睛就不暈了，有時要懷疑是兩眼視差太大引起的頭暈；如果頭維持某個固定角度就會暈，換個姿勢就改善，這樣要懷疑是耳石脫落等內耳神經的問題；當以上皆非，就要尋求耳鼻喉科的暈眩專科或神經內科來查找其他原因。

11 累

「累」在心臟內科門診也是重要症狀，但牽涉的科別與診斷很多，相當複雜，有時也不一定是「累」，很難定義。

希臘神話中的英雄傑森（Jason）帶著勇士們，乘著「亞果號」（Argo）一路航向東方，尋找稀世珍寶金羊毛，航程中遇見務農維生的提巴瑞尼亞人。當地有個習俗，就是當女人分娩時，她的丈夫必須躺在旁邊一起痛苦呻吟，假裝自己也在生產。

猜猜孩子出生後，會發生什麼事？這個在旁邊痛苦呻吟的爸爸會因而能體諒媽媽的辛勞，主動帶小孩、餵奶、換尿布嗎？

不會。

神話故事裡，當媽媽費盡千辛萬苦生下孩子後，爸爸也累癱在一邊，剛生產完、疲憊不堪的媽媽還得起身照料這個廢物爸爸。

弱者，你的名字是男人……

●「累」難以定義

「累」在心臟內科門診也是重要症狀，但牽涉的科別與診斷很多，相當複雜，有時也不一定是「累」，很難定義。累，常常都會碰到，但要說是哪一科的問題，有時卻不容易回答。

「最近幾個月伊不管時攏碼有魂無體，濛濛渺渺！（最近幾個月他任何時候都行屍走肉，渾渾噩噩！）」病人的太太這麼對我說。

我心中一方面很慶幸自己寫的是國台雙語病歷，不然還真不知道「有魂無體，濛渺渺」的英文該如何表達；另一方面卻又很煩惱，這些症狀該如何處理？有哪些鑑別診斷？還是該轉精神科或神經內科？

身體診察沒什麼線索，血壓心跳沒問題，心臟收縮功能聽起來也正常，但身為內科醫師，我決定還是先從內科疾病著手。

「不管時（任何時候）都會」，所以應該不會是血糖太低，要檢查血色素，看看是否貧血；檢查甲狀腺，看看是否甲狀腺低下，因為醫院和家中量出來的心跳、血壓數值不同，還要請患者回家量血壓，看看是否太低？量心跳，看看是否太慢？如果還是找不出病因，再轉精神科或是神經內科。

後來，我沒有找到這名病人的答案。

但對於另一位同樣「很累」的病人，我順利「破案」了。

「放完支架我就愈來愈累。」病人這麼說。

我嗅到一點興師問罪的味道，但病人的支架已經放了半年，而且放支架應該沒這種副作用。我問：「大便有變黑嗎？」必須排除胃出血的可能。

「沒有。」

「小便會變紅或深色嗎？」我接著問。

溶血、肝功能異常黃疸、或是肌肉溶解症……，是另一些要排除的可能。

「小便顏色和量都正常。」

「有發燒、發炎、感冒、感染嗎？」我問。

「都沒有。」

「晚上睡覺會打呼嗎？呼吸會中止嗎？」必須排除睡眠呼吸中止症的可能。

「不會啊！」

我抓不到什麼頭緒，理學檢查後，就讓患者去做了些其他檢查，心電圖、X光片、運動心電圖、血色素、白血球、肝功能、電解質、腎功能……，都是正常的。

●憂鬱症也會覺得累

「我想是憂鬱症吧！」我慢慢的說。

「為什麼呢？」

「會引起疲累的原因，包括貧血、心臟衰竭、電解質不平衡、肝功能異常，還有很多疾病感染過後的一、兩個月等，剛剛檢查都沒有這些狀況，也沒有睡眠呼吸中止症的樣子，剩下的診斷只剩下慢性疲勞症和憂鬱症了，而要診斷慢性疲勞症候群，必須症狀持續六個月以上，用排除法來看，就只剩憂鬱症了。」

許多患者不會接受這樣的診斷，所以我停了一下才接著繼續問。

「晚上睡眠好不好？會難以入睡或提早醒來嗎？胃口好嗎？」

患者面無表情，停了一下，卻沒有正面回答我的問題。

「幾個月前我就把憂鬱症的藥給減量了。」

「為什麼呢？」我大吃一驚，有點不高興，那麼重要的破案線索，卻留著不說，我還得繞了那麼一大圈才得到答案。

「我覺得自己吃太多藥，所以就減量了。」

「你有問過身心科醫師嗎？」我問。

「他說可以啊！」

「憂鬱症的藥物吃了之後，要好幾週才會發揮效果，停了之後，幾個月內藥效還在，慢慢的憂鬱症才會再浮現，現在這個時間點和你減藥引起症狀的時間正好符合，所以應該就是它了。」

患者看著我沒有說話。

「拜託、拜託，趕快吃回原來的劑量，應該一、兩週後就會改善了。」

目送患者離開後，我有點感慨。每個人都喜歡自我診斷，但常常自己覺得「不重要」的隱藏版細節，卻是破案時最重要的線索。

累，有時不容易找到診斷，心臟衰竭會「喘、腫、累」、心跳過慢也會累、貧

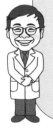

◎ 洪醫師小提醒

會引起疲累的原因，包括貧血、心臟衰竭、電解質不平衡、肝功能異常、疾病感染過後、睡眠呼吸中止症、慢性疲勞症、憂鬱症……

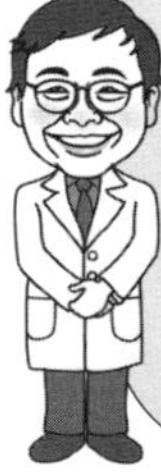

血、電解質不平衡、肝功能異常、甲狀腺低下、可體松不足、血壓太低、憂鬱症、感染過後、呼吸中止症、慢性疲勞症候群……這些情況都會累，甚至熬夜看球賽，或是狂追劇，也都會累。

前一名患者看完沒隔幾天，又來了另一名很累的患者。

「醫師，我狀況不好，頭暈無力好幾天了。」

他剛放完支架一個多月就提早回診，血壓量出來偏低，不到九十，可是沒有特別服用什麼會降血壓的藥物。

我有點緊張，比照前一名患者仔細問了一下，大便沒有黑，沒有胸悶、胸痛，沒有拉肚子，沒有發燒、感冒，身體診察也還好，但為求謹慎，還是讓患者去做些檢查。

檢查發現除了略微貧血，心電圖沒什麼問題，超音波檢查的結論是心臟功能好得很，也沒有出現心包膜積水這些問題，但為什麼會突然貧血？之前不是還好好的嗎？心導管手術是不會失血的，是胃出血嗎？還是藥物過敏引起了溶血？或是大腸腫瘤的出血？我逐項思考著各種可能性，一邊不太專心的聽著患者繼續訴說。

「剛出院時都還不錯，一週前我去捐血……」

突然間我坐直起來，打斷他的話，「等一下，等一下，你剛剛說，去捐血？」

「是啊，出院時我不是有問你以後可不可以捐血嗎？你說捐血中心說可以就可以啊！」他這麼回我。

「我說的可以當然不是現在，是指以後狀況穩定，而且藥物都已經減到差不多的時候，可能是幾年以後的事情好嗎？」

「是喔……」

「而且、而且、而且，沒有人會在剛放完支架一個月就去捐血好嗎？」我已經抓狂到說話會打結了。

「你有跟他們說你剛剛放完支架，還用了兩種抗血栓藥物嗎？」

「沒有，我想以前捐過那麼多次，都沒問題，這次也不會有事。」

「他們不是有發問卷問你有沒有狀況嗎？」我真的快氣死了。

「我就跟以前一樣都打勾啊！」

「所以你出院一個月就去捐血了？」我問。

「是啊！你又沒跟我說這時候不能捐血。」

「這是常識，還需要特別提醒嗎？你捐血之後就開始不舒服？」

「是過了一、兩天之後。」患者回答。

天啊，這位大哥，我知道你很熱血，但……但……但……拜託一下，雖然放支架一切順利，可是不代表可以那麼隨興好嗎？而且你的血中還有好多藥物，這都會影響輸血患者的治療。

現在用心導管放置支架非常方便，但是在本質上，這依舊是個有危險性的手術，術後的照顧仍然非常重要，如果掉以輕心，還是會出狀況的。

12 量血壓的注意要點

台灣高血壓治療指引強調在家中量血壓，提出「七二二法則」，建議連續七天在睡前一小時內以及起床一小時內，分別隔一分鐘各量兩次取平均值。

長久以來，我的很多病人都會遵循醫囑在家量血壓，他們大多會把在家中測量的數值帶來門診，做為探索病情及醫師調藥的基礎。

有位來我這就診很久的年長病人，不但把數值密密麻麻的記錄在小紙條上，還像山水畫捲軸般一張一張黏起來方便閱覽。他某次回診時，我發現帶來的紀錄特別厚，展開後高度與一旁跟診、一百五十幾公分高的護理師一樣，不用說，這個病人血壓控制得超級穩定。

但也有人既不愛量血壓，也不想吃藥。

「我的血壓藥會不會太重了？有好幾粒呢！可不可以吃少一點？」

「我怎麼知道！」我這樣回。

「咦？」病人滿臉問號。

「你在醫院量血壓不準，回家又不自己量，現在用藥就像閉著眼睛開車，直接衝啊……怎麼會知道前面有沒有懸崖？」

我說完之後病人表情有些尷尬，我接著繼續說：「在家裡量血壓，就像是開車有在看路，有時要向左一點，有時要向右一點。但是如果回家不量血壓，醫師就連該加藥或減藥都不知道，更不用說該加多少或減多少藥了，就像閉著眼睛開車一樣危險。」

「這樣啊……哪裡有賣血壓計？」

●以前的高血壓治療

我是在台北榮總完成住院醫師訓練的，那是民國七十幾年，當時榮總內科住院醫師報到後要立刻開始看門診，一週有三個半天，新進住院醫師最常分配到的就是患者最多、診斷結果幾乎都是高血壓的榮民心臟內科門診。

當時看診最主要的任務，就是量血壓和開三十天的藥物，病歷上記錄的除了血壓數值，常常不是Ditto（照樣）、Do（Ditto的縮寫），就是1D＋2S，這幾個字的意思是開立這兩種超級便宜、現在幾乎已經沒人使用、一天一顆的利尿劑D（Dichlortride），加上一天兩次的降壓藥S（Serpasil Reserpine），有的診間甚至備有這兩個藥名的印章，直接蓋章不用手寫，省下更多時間。如果血壓還是太高，頂多再加上也很便宜、一天三次的3A（Apresoline）血管擴張劑。

看診速度的快慢，取決於用水銀血壓計量血壓的速度，有的醫師飛快的將汞柱壓上去，一秒鐘就把氣放到底，幾秒鐘內就量好了血壓，也有醫師的所有患者量出來的數值，全都是準確度堪慮的正常血壓一百三十／八十。

血壓量得愈快的醫師，愈能早點回病房工作，當時很羨慕那些看診飛快的醫師，但又內心掙扎，覺得不該如此草率；多年後，我才發現這些在門診中量出來的血壓數值，其實沒那麼重要。

●血壓數值常因地而異

隨著醫學以及科技進展，家用血壓計日漸風行，先水銀、後電子，沒多久，大家就發現在家中量到的血壓數值與在醫院量出來的不太一樣。

先前有研究顯示，在醫院量到的血壓數值其實會比在家裡量到的平均高出二十二，也就是說，在醫院量出來的數值是一百六十，但是在家裡量出來可能只有一百三十八。

很多原因會導致在家裡和在醫院量出來的血壓不同。

有人是在醫院量出來比較高的「白袍現象」或比較低的「隱匿型高血壓」；有時是家中血壓計不準或測量細節錯誤（例如在洗澡或飲食後量血壓）；有時是醫院與家中測量的是不同手（要以數值高的為準）；有時卻是測量時間不同（醫院是在上午、下午量，家中卻是清晨、晚上量）。

量血壓要講究的細節非常多，不是隨便量一量有數值就好，沒正確量血壓對診斷病情的幫助不大。

●量血壓的正確步驟

①選擇血壓計

正確量血壓的第一個步驟，從選擇血壓計開始。要挑選經過認證的血壓計，而且最好是手臂式的，會比手腕式準確，至於更多的功能，例如測量心律不整或中央血壓，甚至可以連接網路，都是額外的加分項目，有了固然不錯，沒有也沒關係。

②要知道哪一手的血壓比較高

一開始量血壓時，兩手都要量，當知道通常是哪隻手量出來的數值比較高，以後就只量那隻手就可以了。

除非特別強調，否則很多人、甚至醫師都不知道自己哪隻手的血壓比較高，多數人是右手較高，但有些人是左手較高或兩手差不多。

這是和身體的解剖位置有關，心臟在胸腔中央靠左一點點，血從靠右側的主動脈往頭部的方向出去，再流到全身，第一個大分叉分出了右手和頭部右側的血管，分叉後主動脈開始做一百八十度髮夾彎轉往腳部，在髮夾彎中再分出去頭部左側和左手的血管，也就是從心臟到右手的血流走向比較直線，去左手得轉好幾個彎，所以常常左手量出來的血壓會比較低。

每個人的解剖位置都不同，有人的主動脈一出來就轉彎，之後才分出右手的血管，這時反而左手的血流走向比較直線，就會變成左手量出來的血壓比較高。但最重要的是血壓紀錄要以高的那隻手為準，比較能代表人體的中央血壓，也比較能預測日後生病的可能。

兩隻手的血壓數值常常差距不大，但有時儘管只差一點點，卻是及格與不及格的重要分野，會影響醫師判斷。還有當發現兩手血壓差太多（二十以上）時，要懷疑是血管堵塞，應該就醫。

③量血壓的環境

量血壓時，要在安靜而溫暖的環境；測量前三十分鐘不可飲食，不能喝茶、咖啡、酒等刺激性飲料，禁止運動、洗澡，也不可以使用鼻噴劑；測量前五分鐘必須安靜坐著，還要先排空大小便。

量血壓時手臂要裸露，避免捲起袖子，測量時要輕鬆坐著，背部和手要有支撐，腳要平放於地面，不可以交叉或翹腳，壓脈帶要綁在與心臟同高的位置，成人和小孩需依上臂粗細選擇不同尺寸的壓脈帶。

④量血壓的時間

該什麼時候量血壓呢？有人的血壓早上高，有人中午高，有人下午高，有人晚上高，每個人的規律都不盡相同，但因為飲食、運動、洗澡、排便、用藥等都會影響血壓數值，所以量血壓的時間要排除掉這些時候，選擇在干擾最少的時間點來測量。如同治療指引所言，最好的測量時間是起床後一小時內以及睡前一小時內。

如果都是清晨血壓高，除了找出原因，也要考慮是否受到藥物影響。雖然二〇二二年八月底在歐洲心臟學會發表的 TIME 研究指出，藥物在早上或晚上吃效果根本沒有差別。但根據這篇研究，有時藥物改到睡前服用，還是會降低清晨的血壓。除此之外，這篇研究的設計也受到批評，睡前吃藥那組的利尿劑也同樣改到睡前服用，這組患者的藥物遵從性當然會比較差。

簡單來說，早上或晚上吃藥對血壓的影響在本書出版時尚未有定論，患者只要遵從醫師的指示就好了。

●不要自行減藥

隨著年齡愈來愈大，收縮壓（量血壓得出的兩個數值中較高的）和舒張壓（較低

◎洪醫師小提醒

量血壓的環境要安靜而且溫暖，最好的測量時間點是起床後一小時內以及睡前一小時內，測量前三十分鐘不可飲食，前五分鐘必須安靜坐著。

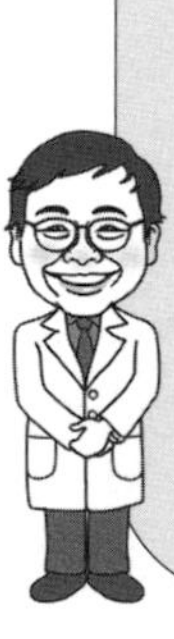

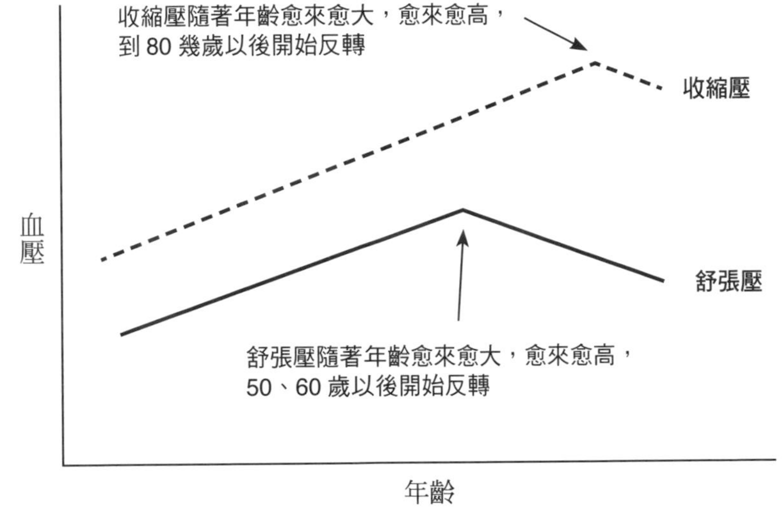
收縮壓隨著年齡愈來愈大，愈來愈高，
到 80 幾歲以後開始反轉
收縮壓
血壓
舒張壓
舒張壓隨著年齡愈來愈大，愈來愈高，
50、60 歲以後開始反轉
年齡

圖表 11　血壓與年齡的關係

的）都會愈來愈高。

而到了五、六十歲的時候，收縮壓還是愈來愈高，但是舒張壓卻開始反轉，逐漸變低。

到了八十幾歲的時候，收縮壓也會開始反轉降低（見圖表11）。

不過在七、八十歲的時候，有的人舒張壓甚至低到四十幾或三十幾，但是都沒有關係。

六十歲以後，通常只需要注意收縮壓，舒張壓低一點不必太在意，千萬不要因為舒張壓太低就自行調整藥物，讓收縮壓失去控制，造成中風和罹患心臟病的機率大增。

●台灣高血壓治療指引

台灣新版的高血壓治療指引在二〇二二年五月出爐，最重要的改變是強調在家中量血壓的重要性，降低門診血壓的位階，還提出「七二二法則」，建議連續七天在睡前一小時內以及起床一小時內，分別隔一分鐘各量兩次取平均值，而且無論年齡與疾病，除少數例外，家中血壓都以不超過一百三十／八十為原則。

自己量血壓久了以後，會發現很多以前沒注意的現象（例如有人週間血壓才高，週末壓力減少就恢復正常；有人下班前就血壓升高、有人喝湯就血壓升高、有人天氣有變化就血壓升高……），也會診斷出一些如偶發性姿勢性低血壓這類原來不容易發現的疾病，許多意外場景都會浮出，也才能夠產生很多平常不量血壓就不會知道的處理方式。

13 忽高忽低的血壓

只有心臟、血管、自律神經三個系統都正常時，才能維持相同的躺站血壓，要是任何系統出狀況，就會造成姿勢性低血壓。

有位一直在我的門診做追蹤治療的病人昏倒失去知覺住院，我到了病床邊，病人清醒後看起來氣定神閒，我問了他幾個最重要的問題，心裡就有底了。

「這次是什麼時候昏倒的？」

「中午。」

其實我要問的不是這個，但既然是中午，吃飯相關狀況也順便問一下。

「飯前或飯後？」

「飯後。」病人想了一下才回答。

接著我就回到最重要的問題：「昏倒前是站著、坐著，還是躺著？」

「站著。」

我鬆了一口氣，接著病人不等我開口，就搶著說：「和以前一樣，站起來時血壓降得太低了。」

他的狀況我們在多年前就以家用血壓計做出診斷了。

●姿勢性低血壓

那時病人頭暈來就診，我建議他監測頭暈當下的血壓數值（太高、太低都會暈），他發現在家中量測出來的結果忽高忽低，收縮壓一下子二百多，一下子九十幾。他在回診時說了這個發現，我請他在家中量血壓前先躺五分鐘，然後躺著量一次，接著直接站起來，站一分鐘後，站著量一次，之後繼續站兩分鐘（總共站立三分鐘），站著再量一次，與躺著時相比，如果任何一次站起來的血壓收縮壓下降超過二十，或舒張壓下降超過十，就是姿勢性低血壓。

他回家測量出來的血壓數值躺著是一百七十至一百八十，站起來剩下一百一十至一百二十，是很典型而嚴重的姿勢性低血壓。

我們站立時，有五百至一千毫升的血量留在下肢和內臟的血管中，但人體站起瞬間會啟動交感神經（油門神經）讓血管收縮、靜脈回流增加、心臟輸出量升高，維持住站立時的血壓；只有心臟、血管、自律神經三個系統都正常時，才能維持相同的躺

◎ 洪醫師小提醒

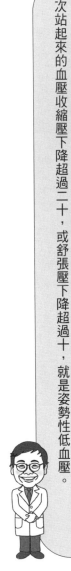

姿勢性低血壓的測量：一、量血壓前先躺五分鐘，躺著量一次；二、直接站起來，站一分鐘後，站著量一次；三、繼續站兩分鐘（總共站立三分鐘），站著再量一次。任何一次站起來的血壓收縮壓下降超過二十，或舒張壓下降超過十，就是姿勢性低血壓。

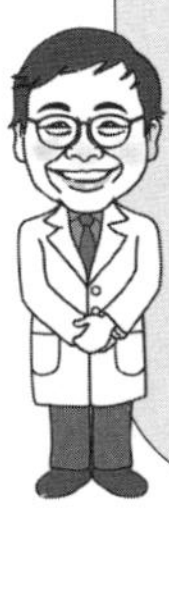

站血壓，要是任何系統出狀況，就會造成姿勢性低血壓。

引起姿勢性低血壓的原因很多，包括藥物（最常見的是某些攝護腺用藥）、脫水、靜脈回流異常、自律神經失調、心臟輸出量異常等；曾有報告顯示，六十五歲以上者百分之十八有此現象，但只有百分之二的人有症狀，也許是人種差異吧？雖然我在門診也遇到不少姿勢性低血壓的年長患者，但卻沒感覺有百分之十八那麼多。

在家中量出來的血壓數值高低起伏差距很大時，我都會請患者在家測量躺站血壓，從這些紀錄中，我學到很多，有人是任何時候躺站血壓都有差異、有人是偶爾、有人是洗熱水澡後、有人是固定早上、有人是飯後、有人運動脫水後，還曾遇到有人每次發生姿勢性低血壓時，大便都是黑色，那是腸胃道大量出血的表徵。

●姿勢性高血壓

也有人站起來時血壓不低反高，這是姿勢性高血壓，我遇到第一個姿勢性高血壓患者時，腦中還沒想到這個疾病，那時患者的主訴是頭暈。

他是心房顫動的高血壓患者，抱怨已經持續好一陣子三不五時就會頭暈，我照著標準問法提問，試著對他的病情抽絲剝繭。

「暈的時候房子會轉嗎？」我問。

「不會。」

「耳內會出現叫聲嗎？」我又問。

「不會。」

這些問題是要釐清是不是耳朵或神經的問題。

「家中量的血壓平常大約多少？」我繼續問。

「都在一百一十幾到一百二十幾之間。」

控制得滿好的。

「心跳速度呢？」我接著問。

「大概都七十出頭。」

嗯，相對穩定。

「血壓高會暈、低也會，心跳太快會暈、太慢也會，血糖低會暈，兩眼視力不平衡也會暈，耳朵不好會暈，腦部循環不好也會暈……這些統統都會頭暈。」我說。

「什麼，這麼複雜喔？」

「所以需要你幫忙，在頭暈當下量血壓，看看那時血壓多少，如果太高，可能要加藥，太低也許要減藥。」

「是喔？」

「另外，你還要注意一下心跳有沒有太快、太慢或者不規則，這些都會引起頭暈，處理的方法不同；另外還可以在頭暈時吃點東西，如果這樣就好了，也許是血糖太低引起的；如果兩眼視力不平衡，視差很大，加上張眼才暈、閉眼就不暈，也許是眼睛引起的……」

我試著請患者自己幫忙診斷，他卻有些困惑。

●頭暈時量血壓

「簡單來說，第一步就是在頭暈時量血壓，我要強調是在頭暈的當下量血壓，比較這時和平常的數值，如果差太多，就很可能與心臟內科有關，如果比平常高太多，可能要加藥，如果低太多，可能要減藥，如果正常，心跳也沒問題，大概就和我無關；可以試著吃點東西，要是沒改善就可能不是低血糖，該去耳鼻喉科的暈眩專科或神經內科就診。」我這樣解釋。

「可是我都是站著才會頭暈，那個時候要怎麼量血壓？」

我一聽到這個線索，不禁心中大喜，呵呵，這題我會，很可能是姿勢性低血壓，那麼就與脫水、貧血、藥物、神經病變有關了……

「請回家量躺著和站著時的血壓！」我說。

「怎麼量？」

「量血壓前先躺五分鐘，然後躺著量一次，接著直接站起來，站一分鐘後，站著量一次，之後繼續站兩分鐘（總共站立三分鐘），站著再量一次，也就是『躺站站』總共量三次，中間不要有坐的動作。」

「這麼複雜？」

「與躺著時相比，如果任何一次站立時的收縮壓下降超過二十，或是舒張壓下降超過十，那麼就是姿勢性低血壓，我們再來處理。」

其實我心中已經有底了，雖然心房顫動時的血壓不好測量，還次次不同，但站立時頭暈這個線索，讓我覺得還滿像的。

兩週後，患者來回診，用崇拜的眼神看著我。

「醫師，你好厲害，抓到了，躺著和站著量出來真的差很多，每次量都這樣。」

我得意得尾巴翹了起來。

「站起來的血壓都會高二十幾！」

我從陶醉在自己英明診斷的沾沾自喜心情中，突然驚醒。什麼？站起來血壓會「高」？不是「低」？

我從這名患者的狀況，學到有些人站起來的時候，血壓非但不是下降，反而會升高，這是教科書上不太強調的姿勢性高血壓，這種疾病的診斷標準也是躺站血壓相差超過二十／十。

這名站起來頭暈、血壓升高的患者，增加血壓藥物劑量後，頭就不暈了。

但這種站起來血壓會升高的姿勢性高血壓，躺站血壓的收縮壓差異不一定要超過二十才有臨床意義。

二〇二二年義大利帕多瓦大學（University of Padua）研究團隊刊登在美國心臟學會期刊《高血壓》（*Hypertension*）、追蹤了十七年的研究發現，站立的時候血壓升高最多的那組受試者（前百分之十），收縮壓平均升高十一點四，未來罹患心臟病的風險多了兩倍。

這些患者除了一般的處置，藥物分量應該要增加。姿勢性高血壓患者通常不難處理，只要不拘泥於坐著時量的血壓數值，加上一些例如血管收縮素受體阻斷劑（ARB）之類的常用藥物讓血壓低一點，往往就能解決問題。

●姿勢性低血壓的處理方式

姿勢性低血壓就沒那麼好處理了。

我遇過最嚴重的病人躺著時血壓有二百三十至二百四十，站起來只剩六十至七十，這時躺著血壓太高容易中風，站起來血壓太低、腦部灌流不足，也容易中風，變成兩難，要是加藥，站起來血壓就降到更低，要是減藥，躺著血壓太高，也容易中風，動輒得咎，怎麼做都不對。

我常常對那位病人說他的身體就像是一國兩制，躺著和站著的時候一邊一國，很難處理。

治療方面除了要找出原因（例如服用攝護腺藥物、貧血、甲狀腺低下、可體松不足、水分不夠、靜脈功能異常、自律神經障礙……），姿勢性低血壓的人往往需要減少高血壓藥物的劑量、避免脫水、少量多餐、減少碳水化合物的攝取、睡覺時頭抬高六吋（約十五公分）、使用彈性襪，甚至利用昂貴的 EECP 體外反搏治療。

在這些治療中，彈性襪是相對比較便宜又有效的，最好是第二級的強度並穿到大腿處，真的穿不住的話，穿到小腿也行，但效果就差一點。穿彈性襪的效果因人而異，穿上後量血壓並比較穿前、穿後的差異，就知道對自己的效果如何。

有些患者會抱怨台灣天氣悶溼，穿不住、不想穿，試圖和我討價還價；但也有養成穿彈性襪習慣的患者，因此大幅改善生活品質，就把它當做仙丹妙藥再也不離身，並且把他們遍訪名醫無果，最後找出問題的我當做神醫崇拜。

●訓練下半身肌力，改善姿勢性低血壓

我曾有一名八十幾歲的病人，罹患嚴重的姿勢性低血壓，身材瘦削的病人無法站立超過三分鐘，因為站立後血壓會驟降六十至八十，坐著吃飯沒多久就會暈到得躺下來，行動起居全靠人幫忙，雖然頭腦清醒但卻幾乎離不開床鋪。他使用彈性襪後，躺站血壓差距縮小成三十，症狀減輕許多，但還是無法恢復正常。

他後來開始訓練肌力，沒過多久腳部就長出肌肉，雖然還是有姿勢性低血壓，但是已進一步改善，只會偶爾發生，上街行走已經不太需要他人攙扶。這是因為訓練下半身的肌力之後，強化的腳部肌肉加強擠壓了靜脈回流，產生類似彈性襪的效果，改善了姿勢性低血壓，也就是說，這位患者靠著訓練下半身肌力，長出人體肌肉做成的「彈性襪」。

姿勢性高血壓及姿勢性低血壓是常常被忽略的疾病，在現今家用血壓計風行的狀況下，只要持續照著步驟做，不難抓出這兩個疾病，要是抓到了，運氣好的話，它引起的無力、頭暈等種種困擾，就能迎刃而解。

14 血壓升高的原因

食物的鹹度不但會影響身體水分的滯留，還會影響血壓，對高血壓或心臟衰竭的人，都是飲食的大忌。

有位患者最近血壓突然升高。

「有什麼原因讓你血壓升高呢？」

「唉，股票大跌，又不甘心認賠殺出。」

「是哪一支股票？」

「×海！」

「是喔，×海也會大跌喔？」

我邊問邊打病歷。

「還有……失戀。」

我停止打電腦，轉過頭滿臉佩服的看著這位八十幾歲的患者。

「失戀？」我再次確認。

患者若有所思的回說：「是啊，失戀出國念書的孫子。」

我愣在那裡，過了一下子才恍然大悟。

原來是「思念出國念書的孫子」，是「思念」不是「失戀」。哈哈！嚇我一大跳。

「我每天半夜十一、十二點，血壓就會升高到一百七十至一百八十！白天都一百二十至一百三十。」

某天診間來了位印度裔患者這麼跟我說，我聽得滿頭霧水，從沒遇過這種狀況，心中還嘀咕著：「你半夜不睡覺，量血壓做什麼？」

「有吃什麼特別的藥物嗎？」我問，止痛藥或某些血管收縮劑會讓血壓升高。

「都沒吃什麼藥物。」

「幾點開始變高的呢？」我再問。

「大概晚上七、八點開始愈來愈高。」

我抓抓頭，不太明白原因，突然想起印度料理，便問他：「晚餐會很鹹嗎？」

「我們印度菜就是鹹才好吃啊！」

「血壓高和飲食的鹽分有關，可是這無法解釋為什麼中午吃飯後血壓沒升高。」

我有些了解，可是又有點不明白。

患者聽了之後，露出一副恍然大悟的模樣。

「哈，這就可以解釋了，我們印度人，晚餐最重要，中午沒吃那麼好。」

「哈哈，那麼就試著不要吃鹹食，看看血壓會不會降低就知道了。」

「其實我也懷疑是這樣，昨天晚上沒吃那麼鹹，血壓好像就好一點了。」

「好啊，那麼別吃重鹹、少喝湯應該就會改善了。」我建議。

「少喝湯？」患者一臉疑惑。

「湯是一碗鹽水，也會讓血壓上升。」

我看著患者，突然又想到印度料理，「還有醬汁，印度菜不是常常會用手抓著餅或飯沾咖哩或湯汁。」心中卻想著印度人都取笑自己右手抓食物，左手……

「是啊，我們都是這樣吃的。」

「那個汁也鹹，吃了血壓會升高。」

「那我該怎麼煮晚餐？」患者太太在旁邊聽我們說著，開始焦慮起來。

患者胸有成竹的轉身用英文對太太說：「就用#％@＄，燒成《＄@，就好了。」

我是聽不太懂，但說起印度料理，我的興致就來了，忍不住插話。「就吃那個烤餅啊，不沾醬，血壓就不會高了。」

患者太太不高興的抬頭瞪了我一眼，好像對我雞婆干涉她的菜色有些不滿。

●食物的鹹度會影響血壓

食物的鹹度不但會影響身體水分的滯留，還會影響血壓，對高血壓或心臟衰竭的人，都是飲食的大忌，有的人血壓升高時，只要減了鹽、戒了湯，就能改善。

曾經有原本血壓控制良好的患者突然因為血壓失控掛了急診，問了半天，才找到罪魁禍首。

原來是最近有人送了患者一大鍋很鹹的羊肉爐，但家人不愛吃，身為家庭主婦，浪費食物是不可原諒的罪惡，因此她盡責的用力吃，靠一己之力解決掉那鍋羊肉爐，沒想到吃進去的鹽分失控，血壓飆高，人就進了急診，幸運的是，在我們使用利尿劑把多餘的鹽分排出體內後，血壓就恢復正常，症狀也消失了。

也有夫妻會為了食物鹹淡和是否量血壓而吵架。

有次門診病人的老婆大人一離開現場，病人就迫不及待對我訴苦，「我吃東西攏足注意，一點點仔鹹馬不敢吃，青菜還用水燙過，湯攏不敢喝。」

他有心房顫動合併心臟衰竭的問題，太太則是高血壓患者，夫妻在我這邊就醫已經很多年了。以兩人的病情，鹽分都是大忌，絕對不能多吃。

「伊攏足青菜（隨便），血壓不愛量，黑白煮，黑白吃，害哇攏……」

患者持續的抱怨，我的心神卻飛走了，因為腦中響起歌聲，卻不敢唱出來。「阿公仔欲煮鹹，阿嬤欲煮淡，倆個相扑來弄破鼎，咿呀嘿嘟隆咚叱咚嗆，哇哈哈。」（阿公要煮鹹，阿嬤要煮淡，兩人互打弄破鼎，咿呀嘿嘟隆咚叱咚嗆，哇哈哈。）

●影響血壓的其他因素

除了食物中的鹽分，還有很多因素會影響家中量出來的血壓數值。

「媽媽出院回家後，血壓又高起來，這幾天又升高到一百四十多至一百六十幾了。」

我看了一眼患者今天在醫院量的血壓紀錄，一百一十五／七十幾，和回家量的血壓數值差很多，想到患者才剛因為低血壓休克住院，不禁皺起眉頭。

家裡量出來的血壓數值常常會和在醫院量的不同，如果在家中量的正常，只有在醫院量的高，就稱為「白袍高血壓」，不用吃藥。在門診中，多數人都這樣，家裡量的會比醫院量的低，有研究指出平均會差二十二。

另外一種是在醫院量出來的血壓數值正常，在家中量出來的卻比較高，這種稱為「隱匿型高血壓」，是隱藏版的高血壓，這個時候要以家中量出來的血壓數值做為基準來治療。

乍看之下，這名患者似乎屬於「隱匿型高血壓」，應該加藥物。可是患者上次住院時，家中量出來的血壓數值也是一百四十多至一百六十幾，我依照「隱匿型高血壓」的治療原則加了藥物，結果下次門診血壓剩下七十幾，還出現急性腎衰竭的狀況，緊急安排住院以大量點滴治療後才恢復正常。

患者出院後第一次回診時，她兒子又報告了在家裡狂升的血壓數值。

我陷入長考，如果再加藥，故事會不會重演？另一方面，血壓一百六十幾，中風的風險大幅增加……

過了一會兒，我轉向家屬說：「你把家裡那台血壓計帶來和醫院的比一下，看看家裡那台準不準，不要壞了還不知道。」

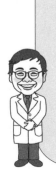

◎洪醫師小提醒

在家中量的血壓數值正常，只有在醫院量的高，就稱為「白袍高血壓」，反之則稱為「隱匿型高血壓」。

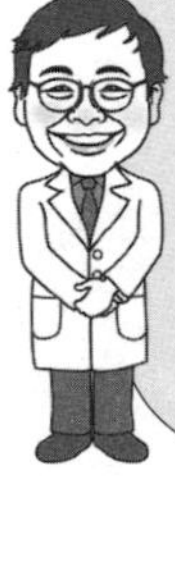

沒想到患者兒子得意的笑了笑，從包包拿出家裡的血壓計。

「那麼厲害，未卜先知喔？那麼趕快去量量看，等一下我們再來決定如何處理。」

五分鐘後，患者回來了，血壓計真的壞掉，量出來的數值比醫院的高了三十，我忽然恍然大悟，上次住院的疑問得到了解答。

上次患者住院時我就不明白，為什麼我只加了一種平常可以降低十毫米汞柱血壓的藥物，患者的血壓竟然就降了四十至五十，變成休克，當時我還以為是過敏性休克，否則根本無法解釋（心因性休克、敗血性休克、出血性休克、堵塞型休克等在住院期間都一一排除了）。

現在才知道，真正的答案不是過敏，而是患者家中的血壓計壞了，所以當我開藥壓低患者的「家中血壓」時，數字雖然漂亮了，但實際上血壓卻太低了。

「不用加藥！」我對患者兒子說：「血壓計趕快拿去修理或再買一台新的吧！」

高血壓，是個數字疾病，由數字來診斷是否罹患高血壓，也由數字決定該怎麼治療，但裡面要注意的各種要點，有時還是非常深奧難解。

●高血壓的鑑別診斷

讓我用以下這道二〇二二年九月中華民國心臟學會專科醫師的口試題目來做血壓章節的總結，這題目是我出的：

二十七歲女性，血壓一百七十／一百，要如何詢問病史？

看起來好像很簡單，其實不容易。

要考的是如何確定是高血壓？患者高血壓從哪裡來？到哪裡去？有哪些鑑別診斷？有哪些合併症？要如何從病史中找到蛛絲馬跡？

這只是診斷的第一步問診，如果要接著繼續考，接下來的題目會是：如何身體診察？如何安排進一步檢查？如何治療？如何追蹤？

我把題目提出來，只是想和大家分享高血壓的複雜度。

考生需要回答的重點如下：

1 如何確認有高血壓？
2 「家中高血壓」定義？
3 是否有確認患者量血壓的時間、量的是哪一隻手……，量血壓的方式是否正確？
4 影響血壓因素：食物、鹹度、酒精、甘草、睡眠時間、壓力……
5 影響血壓藥物：止痛藥、避孕藥、NSAID（非類固醇式止痛藥）、瘦身藥、中藥、鼻噴劑、類固醇、癌症用藥、荷爾蒙、非法藥物（如安非他命）……
6 腎結石體外碎石（ESWL）之病史。
7 甲狀腺相關之問診（該問題對年輕女性尤其重要），包括：是否怕熱、手抖、體重減輕、拉肚子……
8 呼吸中止症之問診，包括：打呼、嗜睡、睡眠時呼吸暫時中止（對於肥胖者來說特別重要）……
9 月經週期相關之問診，包括：多囊卵巢……
10 是否懷孕？
11 家族遺傳的問診。

12 是否有注意如嗜鉻細胞瘤（Pheochromocytoma）導致血壓忽高忽低，以及其合併的症狀？

13 其他危險因子，如高血脂、抽菸、糖尿病……

14 引起之合併症，如心臟衰竭、腎衰竭、狹心症、周邊血管疾病、主動脈剝離……症狀之問診。

問題不只前面這些，而這些問題最重要的是測驗考生有沒有注意到各種鑑別診斷，還有是否注意到合併症的發生，考的是每天在診間都要用到的基本功。

高血壓並沒有想像中那麼簡單。

PART 3

這些年
病人教我的事

15 藥沒入口，不可能有療效

就算是仙丹，只要沒吃，再好的藥物也沒用。

「三個月後我們抽血好嗎？」門診時我這樣問病人。

「好啊！」六十幾歲的太太爽快答應。

「這中間飲食都要注意喔，藥也要乖乖吃，不然下次成績會不好看。」我忍不住重複叮嚀。

「不需要啦！只要抽血前一個月開始規律服藥，前一週再來注意飲食，數字就會漂亮了，我每次都這樣。」病人有些得意的說。

我頭上冒出三條線，白眼翻到後腦勺，難道你是為了數據才吃藥的嗎？

沒見到醫師就不想吃藥

二〇一三年有篇非常有趣的研究，發現若一個月就醫一次，就醫後的前兩週，有百分之八十至九十的人會吃藥。

但是到了第三週，男性患者就開始皮了，只剩下超過百分之七十的人還在吃藥，這個比例到了第四週快要回診時，又開始回升。

到了要看醫生的三天前，服藥順從度就開始一天比一天高，到了就診前一天，有百分之九十七至九十八的人又會吃藥，也就是說，沒見到醫師就不想吃藥。

如果不規則服藥，會有什麼影響呢？是沒關係？還是會有生命危險呢？

二〇一九年九月，歐洲心臟學會及世界心臟學會（World Congress of Cardiology）於巴黎合體舉行的會議中，瑞典的 SWEDEHEART 登錄研究告訴了我們答案，這個研究觀察二〇〇六至二〇一五年瑞典二萬八千八百一十二名進行冠狀動脈繞道手術的患者，平均追蹤時間為五年。

●不規則服藥的後果

剛開完刀時，多數病人都會乖乖服藥，但隨著時間過去，也許是抗拒，也許是遺忘，有些人就開始愈來愈皮，藥愈吃愈少。

有研究指出，對疾病非常重要的降血脂藥物他汀，剛開完刀六個月時，百分之九十三點九的患者會乖乖吃藥，但八年後，就只剩下百分之七十七點三還持續服用。但這些不吃藥的人有受到什麼影響嗎？這篇研究的結論是，和吃藥相比，不吃也沒什麼大不了！

不吃藥，「只不過」增加了百分之七十九的死亡率！

其他像抗血小板製劑和 ACEI/ARB 這類藥物，如果不吃，則分別增加百分之三十五和百分之二十八的死亡率。也就是說，冒著那麼大的危險做了開心手術，從鬼門關救回來，但隨著時間過去，不持續吃藥保養（尤其是降血脂的他汀類藥物）的話，會前功盡棄，讓開刀所冒的危險變得沒有任何意義。

就算是仙丹，只要沒吃，再好的藥物也沒用。

●讓病人規則服藥

有一年中秋醫院休診，病人全擠到下一週，我看門診看到精神渙散，突然眼前出現了兩包東西。

我把視線從電腦螢幕移開，困惑的看著病人。

她對我說：「這是你贏到的賭金！」

我突然振奮起來，高高興興收下這兩包食物。

這名病人年紀輕輕就急性心臟病發作，血糖也高，但只要吃降血脂藥就肌肉痛，試了所有藥物都不行，LDL還是維持在一百四十至一百五十，靠著自費兩週打一次針，好不容易才把LDL降下來，但過了一年多，她不想再打針。

「為什麼不想打針了呢？應該不會是經濟因素吧？」打這個針一個月一萬元，但以這名病人的家境來說，是絕對不會有問題的。

「醫師我跟你說，我靠著飲食和運動，一定能降下來，我有信心。」

「絕對不可能！你不只有糖尿還有急性心臟病，LDL的目標是五十五以下，飲食控制平均只能降百分之五到十，就算你再會控制，了不起降個百分之二十至三十，離標準還遠得很。」

「絕對可能！」病人很有信心。

「絕對不可能！」我也很篤定。

「我就降給你看。」

「不可能！」我再次潑她冷水。

「一定可以！」

我看了看鐵齒的病人，說：「不然我們來打賭。」

我以前有個病人為了和我打賭，順利減重十公斤，也有病人因為打賭而戒菸成功，其實只要能達成目標，這個手段應該不至於太離譜。

「賭就賭，一百元，下次見真章。」

「好，來，勾勾手指蓋印章。」

賭局成立了，下次回診時，雖然這名病人已經非常努力，ＬＤＬ也降了一些，但果然和所有大型研究的預期差不多，ＬＤＬ還是一百二十七。

病人打開皮包要掏錢給我。

「不行、不行，我不能收。」

「願賭服輸。」

「唉呀，醫師不能收錢的啦！」

兩個人推拉了一陣，病人終於放棄。

她這次回診便拿賭金買了速食店的餐點，我高高興興收下，接下來的門診就又充飽了電，精神飽滿。

有個綜合了二十篇、總計三十七萬多人研究服藥順從度的「薈萃分析」（Meta-analysis）顯示，開刀兩年後只剩百分之五十七的患者還會規則服藥，其他的分析更顯示有些患者甚至連一顆藥也沒吃。

為什麼患者會不吃藥？有的是忘記，也有的是無論如何就不想吃藥，這些都是人性，很難苛求。但是否有方法可以克服人性？

近幾年，醫界發展出一些方式。

研究顯示，一天吃一次的藥物比較不容易忘，所以藥界用盡手段，把許多慢性病藥物改成一天只需服用一次。

也有許多研究顯示，藥物種類愈少，患者愈會規則服藥，所以很多藥廠將多種藥物合併成一顆，也就是一顆藥丸像綜合維他命一樣，包含許多不同機轉的藥物，只需一天一顆，就能達到以前服用三、四種藥物的療效。

現今許多疾病的治療指引都建議需要使用多重機轉藥物時，以這類單顆含多重成分的藥物為首選，不要吃一大堆療效不同的藥丸。

這類藥物稱為「藥物合體」（Single Pill Combination ），也有人稱做「多效藥丸」（Poly Pill），香港有媒體把 Poly Pill 翻譯成「保力丸」，聽起來滿有傳統中藥丸的感覺，其實中藥早就君臣佐使的藥物合體了。

還有什麼其他方式呢？

現在有藥廠研發出只需要每六個月打針一次，就能控制半年膽固醇數值的藥物；也有利用個人電子儀器達到提醒目的；還有研究企圖用疫苗從小開始控制膽固醇數值（還未成功）。

不管藥物的種類如何、以後怎麼變化，有個觀點一定要澄清，就是吃藥不是為了醫師，也不是為了數據，病是自己的，藥也是為了自己的健康服用，最重要的一個觀念，就是藥沒入口，不可能有療效。

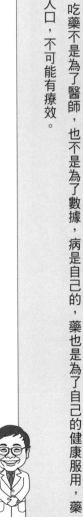

◎洪醫師小提醒

吃藥不是為了醫師，也不是為了數據，病是自己的，藥也是為了自己的健康服用，藥沒入口，不可能有療效。

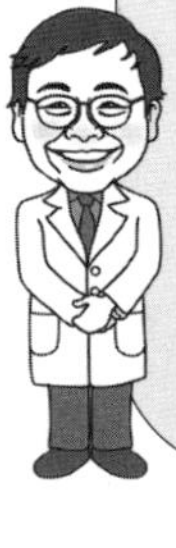

16 醫師用藥的理由

醫師用藥都有理由，有疑問時，務必要詢問醫師，該怎麼用、怎麼減，切勿只見其弊卻看不到它的好處。

「病人不肯吃『得安穩』（Diovan）。」

週六查房，又遇到告狀的盡責護理師。

「家屬說血壓又不高，為什麼要給他吃這個降血壓藥？」

我嘆了一口氣，走到病床邊找家屬。這名病人以前在別科就診，我接手沒多久，看過兩次門診就收住院了。

●使用降血壓藥物，但目的不是降血壓

「他是心臟衰竭，心臟功能只剩不到一半。」我說。

家屬看著我，雙手抱胸，沒有講話。

「也就是說，正常的心臟如果裝了一百毫升的血液，每次收縮會擠出六十毫升，他只能擠出二十幾。」我繼續說。

家屬臉上寫滿問號。

「想像一下，大巨蛋失火時，大家會擠著出去；但如果裡面都是老弱婦孺，走不快時，該怎麼辦？」我問。

家屬還是一聲不吭。

「是不是該多開幾扇門，讓人容易疏散呢？」我接著問。

家屬看著我，沒說話。

「得安穩是血管擴張劑，就是開門的藥物，它會讓血管擴張，替大巨蛋多開幾扇門，就能讓裡面的人疏散得更快。」我解釋著。

「什麼？」患者家屬終於開口了。

「但也就因為它會讓血管擴張，所以也會降血壓，也算是降壓藥；既可以降壓，又有其他作用，但對他來說……」我指了一下病人，「降低血壓變成了副作用。」

「沒人跟我講過這些。」家屬說。

「這個藥還可以幫助腎臟，讓患者晚一點洗腎，作用很多，不是只有降血壓。」

「可是藥袋上明明就寫它是降壓藥啊！」家屬還是有些不服氣。

我相信以前其他醫師開的藥物，病人一定吃得有一搭沒一搭，現在落到洗腎恐怕也和這種態度脫不了關係。

「唉，拜託看仔細一點好不好，藥袋上的標示先寫著『心臟、腎臟用藥』，後面才寫『高血壓』用藥，拜託看看前面的文字。」

像得安穩這類藥物，九成患者可能是用來降血壓，但也有可能醫師是為了其他作用，例如治療心臟衰竭、蛋白尿等，而開立這款藥物。

患者或家屬有疑問時，別直觀的覺得醫師犯了錯（例如沒有高血壓卻開高血壓藥），先問問醫師，請他說明開藥的理由吧！

●常被誤會的心臟衰竭用藥

常會被誤會的心臟衰竭用藥，除了得安穩這類血管擴張劑，還有乙型阻斷劑，它除了降血壓，還能治療心律不整，也可以用來治療心臟衰竭。

大巨蛋失火時，血管擴張劑的作用是多開幾扇門，乙型阻斷劑的作用是讓開門的時間維持久一點。心臟跳動時，瓣膜開了又關，關了又開，當主動脈瓣打開時，心臟的血液就能疏散出去打到全身，心跳愈慢，開門的時間就愈長，這樣擠出去的血液就愈多，但這樣降心跳，有時血壓也會下降，所以也會被誤以為是降血壓的用藥。

●類固醇非毒藥

「我們去社區藥局拿藥，那個藥師對媽媽說怎麼會吃類固醇，這種美國仙丹會造成月亮臉、水牛肩，讓皮膚薄得像紙，抵抗力變差，這個藥害死了不知道多少人。」

孝順的女兒帶著坐輪椅、聽力不好的媽媽來回診，向我報告去藥局拿藥的狀況，雖然她有很多兄弟姊妹，但這麼多年來都是她在照顧媽媽。

「媽媽很生氣、很不高興，說我為什麼帶她去看開毒藥的醫生，之後就再也不肯回診，也對我很不信任，懷疑我要害她，怎麼解釋都不聽。」患者女兒委屈的向我訴苦。

「可是你媽媽的藥是內分泌科的醫師開的呀！」我說。

前一陣子，患者低血壓又胃口不好，檢查後發現血中測不到可體松（小於零點零三），這種自己體內生產的類固醇少到不行，我將她轉到內分泌科查原因，看看是腎上腺還是腦下垂體的問題。內分泌科醫師先開了些補充的類固醇後，症狀就大為好轉，沒想到卻被社區藥局的藥師這麼說，之後患者就再也不肯去看內分泌科。

「洪主任，媽媽最信任你，能不能請你順便開內分泌科藥物，這樣我就不會被罵。」

「當然可以啊！我把藥物稍微換一下，讓媽媽看不出來。」

這時患者的女兒就彎腰在媽媽耳朵旁大聲說：「我讓洪醫師幫你開最好、最棒的藥物，以後我們不去內分泌科了，好不好？」

患者抬起頭，高興的對我微笑點頭道謝，我卻有些感慨，要是患者和女兒都聽信了這位藥師，也不跟我說一聲，運氣不好就會鬧出人命。

人的身體會製造類固醇，通常有一定的生理劑量，遇到緊急狀況會分泌更多，但有時卻不足以治療疾病，需要外來的類固醇藥物。類固醇是一把寶刀，有好、有壞，能救命，也能傷人。一旦使用，只要用量大於生理劑量，就必須逐漸小心減量，絕不可以突然停用。

醫師用藥都有理由，有疑問時，務必要詢問揮舞這把刀的醫師，該怎麼用、怎麼減，切勿只見其弊卻看不到它的好處。

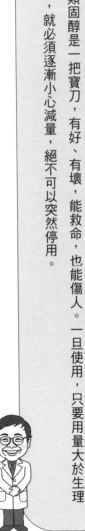

◎洪醫師小提醒

類固醇是一把寶刀，有好、有壞，能救命，也能傷人。一旦使用，只要用量大於生理劑量，就必須逐漸小心減量，絕不可以突然停用。

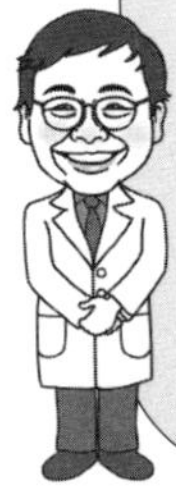

17 最近有運動嗎？

臨時突發的劇烈運動，對健康不但沒幫助，反而會增加罹患心血管疾病的風險。

「最近有運動嗎？」我問患者。

「因為疫情不敢出門。」

「可以在家裡做小時候那種健康操啊！」我說。

「對齁！」患者的眼睛亮了起來。

「就那個『噹……噹……噹噹噹……擋……噹噹……噹……噹……噹……』」我唱起了全聯廣告的音樂。

「噹……噹噹……噹……噹噹……噹……噹……噹……」患者接著唱了下去。

「其實那是日本時代就開始做的，有設計過，現在的年齡來做剛剛好，不用學，也不必出門，家裡空間不大也可以做。」

「有道理！」

「如果忘記就上網搜尋一下『國民健康操』，跟著做，很快就會記起來。」

「哈哈，這倒不用，我記得清清楚楚，第一動，兩手扠腰……」

這位太太兩眼發光，好像回到小學時期，開始比畫手腳。

這個被遺忘已久的體操，如果能推廣起來，對不愛運動或因為疫情不敢出門的人來說，倒是很棒的活動方式。

●大家一起來做健康操

日治時代的台灣在一九三〇年代追隨日本本土開始做收音機體操，全民在固定時間跟著廣播一起做體操，之後國民政府參考內容改成了最早的國民健康操，雖然後來不同時代有不同的健康操，但這也成了同一代人共同的兒時回憶。

十九世紀的法國寫實主義畫家米勒（Jean-François Millet）有一幅名畫「晚禱」（*L'Angélus*），在黃昏田野中，一對男女聽到遠處教堂鐘聲的召喚，放下手邊採收馬鈴薯的工作，停下來誦唸《三鐘經》（*Angelus*）。

信奉回教的國家，一天五次宣禮人呼喚做禮功的聲音，也提醒穆斯林暫停手邊事務，轉向麥加方向，回到宗教的世界。

在固定的時間按下暫停鍵，不管是停下來回應宗教的呼喚，還是活動身體的筋骨，對現代人都是好事。

●運動強度要慢慢增加

運動或體力勞動，最重要的是持之以恆，二〇二二年台灣高血壓治療指引中，建議國人每週至少要有五至七次三十分鐘中強度的有氧運動；瑜伽、太極拳、冥想等也很好，國民健康操的運動時間雖然不夠，但對完全不動的人仍多少有幫助。

另一方面，最怕完全不運動的人覺得自己像電影「捍衛戰士：獨行俠」（*Top Gun:

Maverick）中實際年齡已經六十幾歲的湯姆．克魯斯（Tom Cruise）一樣矯健，在沒有花幾週時間慢慢增加運動量的狀態下，突然做劇烈運動，臨時突發的劇烈運動，對健康不但沒幫助，反而會增加罹患心血管疾病的風險，運動強度是要慢慢增加的。

●肌力訓練好處多

台灣高血壓治療指引對肌力訓練的建議是可做可不做，但肌力訓練的好處有時不僅在血壓控制上。

「我頭暈去看身心科。」病人這麼說。

我沒吭聲，可是心中有些意見，想說頭暈只要確定不是血壓太高、太低或心律不整，不是該去看暈眩專科嗎？看身心科有幫助嗎？

「醫師說我是自律神經失調，要我多運動。」

「喔！」

「我現在一週至少上五次健身房！」

我有些驚訝的看著這位六十幾歲的太太，這個年紀的人聽到醫師建議要運動，通常會選擇去公園做體操、外丹功、太極拳等，或去游泳、健走、慢跑、騎自行車，會沒人帶領自己跑去健身房、還那麼勤快的，倒是少見。

「可以看看小鮮肉和美女。」我這麼說。

患者沒理我，逕自說：「我去我家旁邊的健身房，裡面都是二、三十歲的年輕人，只有我最老。」

「是喔！」

「他們都對我很好，跟我說要是哪個器材不會用，他們可以免費教我。」

我打量了患者一下，她改變了很多，從以前標準的大媽體態，變成健美肌肉女，不禁佩服她的毅力。

「頭暈什麼的，都好很多，用藥也慢慢減少了。」

就算是年輕人，如果躺在床上完全不動，一週肌肉量就會減少百分之十五，早年在太空沒運動的太空人回到地球時，會虛弱到連站立都做不到，需要人攙扶；我曾在歐洲心臟學會聽過一場演講，講者說如果完全沒運動，到八十歲時，肌肉會只剩下二十歲時的百分之十，但如果持續運動，雖然還是會減少，萎縮的幅度就不會那麼恐怖，到八十歲還會保留年輕時百分之三十、四十的肌肉量。

肌力訓練對年長者很重要，我有好多患者經過這些訓練後，病情都明顯改善，但長者需要的，是安全、適當與被接納的場地，還有勇於嘗試的年輕心靈。

◎ 洪醫師小提醒

如果完全沒運動，到八十歲時，肌肉會只剩下二十歲時的百分之十，但如果持續運動，到八十歲還會保留年輕時百分之三十、四十的肌肉量。

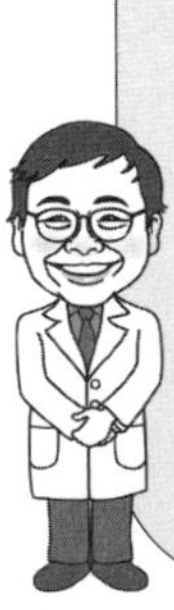

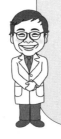

18 調整血壓藥物的時機

研究建議以週為單位調整藥物劑量；但臨時出現血壓高或低得離譜時，要找出原因，而非只是單純更改藥物劑量，必要時一定要請教醫師。

家用血壓計普及後，許多人都會發現自己的血壓高高低低、起起伏伏，應運而生的問題是藥物劑量該如何調整？

是要每次量血壓後就調整下一次的劑量？還是久久一次呢？如果久久一次，又該多久調一次呢？

二〇一八年三月在奧蘭多（Orlando）召開的美國心臟病學會提出兩個與高血壓相關的有趣研究。

●在理髮店治血壓更有效？

第一個研究發現，如果由藥師在理髮店治療高血壓，血壓控制效果竟然比建議患者轉去醫療機構更好，這個研究結果同步刊登在《新英格蘭醫學雜誌》。

這篇研究在五十二名黑人店主的男性理髮店舉行，他們幫顧客理髮時順便量血壓，如果高於一百四十就可以參加研究。這個研究把理髮店分兩組，第一組的理髮師會對客人的生活習慣給予指導並建議他們去看醫生；另一組則會安排一個月一次的藥師時間，由經過特殊訓練的藥師來理髮店控制患者的血壓，並追蹤可能的副作用。

藥師被授與三個錦囊，也就是控制血壓三步驟，第一步是先使用鈣離子通道阻斷劑（Calcium-channel Blockers）加上血管張力素轉化酵素抑制劑（Angiotensin Converting Enzyme Inhibitors）這類藥物，這樣還控制不佳時就加上Thiazide類的利尿劑，萬一還控制不佳，最後加上「螺內酯」（Spironolactone）這種保鉀的利尿劑。

在這些平均兩週理髮一次、其中只有約百分之二十有學士以上學位、平均在同一家理髮店理髮超過十年的三百多名高血壓患者中，藥師控制那組比建議去看醫生那組的血壓多降了二十一點六／十四點九。

中世紀時，理髮師被認為善於用刀，身兼外科醫師放血的角色（理髮店紅白藍旋轉柱招牌有一說起源於此），甚至一五四〇年英格蘭由國王亨利八世批准成立了「理髮師、外科醫師聯合會」（United Company of Barber Surgeons），到兩百多年後成立「皇家外科醫學會」（Royal College of Surgeons）時，理髮師與外科醫師才分道揚鑣。二〇一八年的這篇研究又把理髮師拉回了醫療界。

當然台灣民眾的生活習慣與醫療可親近性，與美國完全不同，但這也提供了許多想像空間，如果在台灣便利商店量血壓就診，或由藥師開處方，會是怎樣的光景？

●遠端監控的血壓治療

同一場會議的另一篇只是個初步研究的壁報論文（Poster），卻也引起了關注。這個由哈佛大學布里根婦女醫院（Brigham and Women's Hospital, BWH）主導、名為

BP-HOP的研究，利用可以上傳數據的血壓計，由遠端人員來控制血壓。

患者一天量兩次血壓，由血壓計上的藍芽裝置上傳到研究單位，接下來由臨床藥學博士（Pharm D）或是執業護理師（Nurse Practitioner, NP）；可看診開藥的護理師）追蹤。他們會依據一週的血壓平均值調整藥物，照著既定流程，目標是家中血壓小於一百三十五／八十五（大於八十歲者則小於一百四十五／八十五），結果在前一百名患者中，七週血壓平均降低三十一／十八，有百分之九十一的患者血壓獲得控制（研究當時的血壓值要求沒有現在這麼嚴格）。

這篇研究是探討從遠端控制血壓的可行性，但還有個重點值得注意，它是看一週的平均血壓才調整藥物，不是每次量過就調整。

●高高低低的血壓

我們的血壓高高低低一直在變化，當吃太鹹、生氣、興奮、緊張、運動、攝取過量咖啡因、不舒服、或中樂透……，血壓都會升高；當運動後，或是脫水、拉肚子、打坐、做瑜伽、做腹式呼吸……時，血壓就會下降。

當血壓降低，常常沒多久就會自己回升，高血壓患者如果血壓暫時變低就不吃藥，因為原本血壓就要回升，再加上沒吃降血壓藥，升高的幅度可能就加大；反之血壓升高時，常常稍做休息就降下來，如果在血壓高時又自己服用降血壓藥，這時降低的幅度加大，血壓會變得像雲霄飛車，如同在高速公路上狂飆到時速一百五十公里又緊急煞車變六十公里，反而更容易出事。

所以研究才建議以週為單位，一週調整一次藥物劑量；但也不是一概而論，當臨時出現血壓升高或降低得離譜時，要找出原因，而非只是單純更改藥物劑量，必要時一定要詢問醫師。

●洪醫師的診間建議

通常我會建議患者，量到血壓偏高時，那天就不可以吃鹹，不能喝湯（湯是一碗鹽水，會讓血壓升高），不可吃滷味、醬菜，情緒不可起伏過大，不能吵架，不可以看政治新聞，要早點休息，再降不下來就吃點像「心律錠」（Inderal）這類的臨時短效降壓藥。

如果當天血壓太低，就反其道而行，刻意吃鹹一點，喝碗湯或運動飲料（也有人喝咖啡，但會依體質不同而效果不同）。至於藥物通常建議頂多當天分量減半，只有連續一週血壓都偏高或偏低時，才會做一次長期藥物劑量的調整，但一般的做法，都是一次調整一種藥物，加減半顆，不會一次改很多。

要是原本血壓控制良好，卻突然發生劇烈變化時，務必立刻就醫，找出原因，切

◎ 洪醫師小提醒

量到血壓偏高時，那天就不可以吃鹹，不能喝湯，不可吃滷味、醬菜，情緒不可起伏過大，不能吵架，不可以看政治新聞，要早點休息，再降不下來就吃點臨時短效降壓藥。

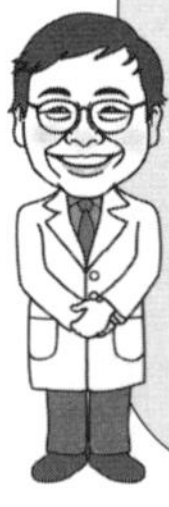

勿只靠調整藥物。因為血壓突然改變的原因很多，胃出血、敗血症、脫水、無痛性心肌梗塞、中風等新發生的狀況會讓原本控制良好的血壓突然改變，如果沒找出背後問題，治標沒治本，有時後果不堪設想。

19 血氧濃度不是愈高愈好

俯臥能夠有效提高血氧濃度，但曾發生心肌梗塞或心臟衰竭的患者，就不建議俯臥趴睡，以免心臟功能變差。

許多心臟衰竭的患者血氧濃度不夠，在家也需要使用氧氣，有人是喘起來才用，有人是晚上睡覺用，也有人一天二十四小時都離不開氧氣。

可是，氧氣也不是沒有缺點……

二〇〇三年SARS爆發時，我負責內科加護病房，那時新光醫院的加護病房沒有負壓設備，要是有任何SARS患者突破防線進到加護病房，就會是個大災難，幸好當時感染科張藏能主任與洪啟仁院長擋住了來自各方的壓力，保住了我們。

●俯臥升高血氧濃度

SARS與COVID-19有很多地方非常像，都會讓血氧濃度降低，常常需要使用氧氣治療，但氧氣是讓人又愛又恨的氣體，氧氣治療能提高血氧濃度，但長期使用高濃度氧氣卻又會損傷肺部，用的濃度愈高、時間愈久，傷害就愈大，但要是血氧濃度達不到最低要求時，患者肯定喪命，這是兩難的困境，不用會有生命危險，長期使用高濃度時卻又會傷害肺臟。

因此，醫學界一直在找尋不用提高氧氣濃度卻能升高血氧濃度的方法，包括調整呼吸器的設定、使用特定藥物等，除了這些，還有個說簡單卻也困難的姿勢同樣能有效提高血氧濃度，那就是俯臥。在二〇二一年疾管署辦的COVID-19線上直播教育訓練課程中，台大醫院新竹分院余忠仁院長就建議缺氧時可以俯臥，採取像超人飛行的姿勢，一手彎曲在前靠頭，另一手則翻到背後。

為什麼說俯臥簡單卻也困難呢？說簡單，是因為對沒有插管的患者來說，自己俯臥並不困難，翻個身調整好姿勢就可以；但為什麼又說困難呢？因為對於身上插滿管路(氣管插管、呼吸器、點滴、中央靜脈、鼻胃管……)的患者,俯臥是非常大的工程,為了不讓任何管路滑脫,幫患者俯臥常常需要同時動用至少三、四名有經驗的加護病房同仁,更不要說萬一患者還要洗腎、用葉克膜、主動脈內氣球幫浦……俯臥就會變成不可能的任務。

俯臥升高血氧濃度的原因很多,與解剖生理有關,簡單來說,仰躺時背部方向的血液灌流多,肺泡容易塌陷;當換成俯臥時,血液會重新分布,塌陷的肺泡會打開,肺部通氣和灌流不匹配的現象就會獲得改善,血氧濃度就能升高。但俯臥的姿勢不易持久,所以有建議說要像煎魚一樣,每半小時到兩小時翻面,也有人建議像烤地瓜,前、後、左、右四個方向輪流翻。

●俯臥的缺點

俯臥對於頸椎受傷、過度肥胖、胸腹有傷口……的人是禁忌,除此之外還有個副作用,曾聽過一個故事,有位患者全身水腫,血氧又一直上不來,醫師就採用了俯臥治療，雖然血氧改善了，但後來病情實在太嚴重，還是沒能救回來。

患者過世後，護理師替他翻回正面，讓家屬做最後的道別，家屬卻不認得患者，以為醫院犯了大錯，弄錯人，但實際情況是不管仰躺或俯臥，地心引力都會讓體液沉積在下方，仰躺時水分積在後腦勺不會改變容貌，不過俯臥久了臉部會積水變形，瓜子臉變圓臉，也難怪家屬連親人都認不出來。

幾年前我視網膜開刀後曾俯臥一段時間，這時臉不能側著，必須朝下，為了度過這段時光，我還買了像按摩床一樣有個洞的趴睡專用枕，臉可以放在這個洞裡，枕頭設計讓頭部稍微抬高，所以呼吸也不成問題，只是不能滑手機也不能看書，只能聽音樂或有聲書。COVID-19 這類疾病的俯臥雖然也令人不舒服，但還不需要到這種程度，臉可以側著，可以滑手機，還可以翻身，會舒服得多。

對於罹患 COVID-19 導致血氧濃度降低的患者，為了讓使用的氧氣濃度愈低愈好，建議試著多多趴睡，畢竟高濃度氧氣用久了對人體有害。至於曾發生心肌梗塞或心臟衰竭的患者，就不建議俯臥趴睡，因為有研究顯示，俯臥會讓心臟功能變差，但氧氣的使用仍要節制，不要認為氧氣只有好處沒壞處。

英國胸腔學會（British Thoracic Society）建議在急性心臟衰竭時，使用氧氣讓血氧濃度維持在百分之九十四至九十八就好，但要是有二氧化碳累積型的呼吸性疾病像是急性呼吸衰竭（Hypercapnic Respiratory Failure）時，濃度目標值為百分之八十八至九十二。建議若要在家中使用氧氣時，務必與醫師討論自己的血氧目標值。

◎洪醫師小提醒

急性心臟衰竭時，使用氧氣讓血氧濃度維持在百分之九十四至九十八就好，若是二氧化碳累積型的呼吸性疾病，濃度目標值為百分之八十八至九十二。建議若要在家中使用氧氣時，務必與醫師討論自己的血氧目標值。

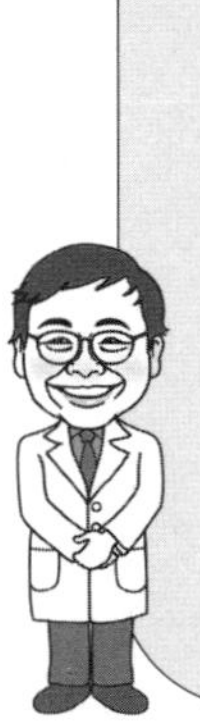

20 葉克膜的「先驅」

日本神話中的稻荷大神以現代醫學的角度來看，不但是葉克膜「先驅」，還是「狐工心臟」的創始者。

葉克膜（Extracorporeal Membrane Oxygenation, ECMO）又稱體外膜氧合、體外循環膜肺維生系統，是人工替代心臟、肺臟功能的機器，既接手心臟讓血液向前推進循環的工作，又取代肺臟讓血液增加氧氣去除二氧化碳的功能，幫沒有心臟或心臟、肺臟失去功能的人搶得一段治療時間，有時就靠著葉克膜等到了心臟，獲得生機。

許多人去日本京都旅遊時，會去參訪伏見稻荷神社壯觀的千本鳥居，但我想應該很少人知道，日本神話中的稻荷大神以現代醫學的角度來看，不但是葉克膜「先驅」，還是人工心臟——不是、不是，是「狐工心臟」的創始者。

●稻荷大神的傳說

前大英博物館館長尼爾．麥葛瑞格（Neil MacGregor）所著的《諸神的起源》（*Living with the Gods*）中有張圖片是全身塗成金色的日本神像，左手托著一個心臟，右手握著一柄寶劍，騎在一隻狐狸身上，前方還有兩隻狐狸，左方那隻口中叼著穀倉鑰匙，這是十九世紀的大英博物館館藏家庭稻荷神社。

稻荷神社是日本最多的神社，二十世紀初的台北西門紅樓邊，也有過它的存在，觀光客愛去的京都伏見稻荷大社是總本社，它們都奉祀著日本神道的稻荷大神。

稻荷大神總是與狐狸一起出現，有一說是因為狐狸能吃掉危害稻米的老鼠，也有一說是狐狸尾巴像成熟的稻穗，不管怎麼說，狐狸在日本成了保佑五穀豐收的農業神明，隨著時代演變也成了工商業的豐饒之神。自中世紀起，狐狸有時是稻荷大神的使者，有時卻二者合一成了狐仙，日本輕小說漫畫和動畫常把祂幻化成現代版本。

但這個大英博物館的稻荷大神為什麼會一手托著心臟，一手拿寶劍呢？其實這代表日本神道與外來宗教的融合，在六世紀開始傳入日本的佛教密宗中，有個形象為騎著白狐狸的美麗天女，左手握能滿足世間一切願的摩尼寶珠，右手持能以智慧斬斷貪、嗔、痴三毒的三鈷劍。隨著時間過去，這兩個和狐狸有關的神祇在日本逐漸合而為一，成了獨特的稻荷神。

這個名為荼吉尼（Dakini，空行母）的佛教神祇，本來是一群吃人心的惡鬼，佛經大疏十曰：「人欲死者去六月即知之，知已，以術取其心，雖取其心然有法術，要以餘物代之。此人命亦不終，至合死時方壞也。」

就是說在人過世六個月前，荼吉尼就知道了，他會施法術把心臟取走吃掉，再用其他物品取代心臟的功能（葉克膜？人工心臟？），被取走心臟的人直到六個月後陽壽盡了才會死掉。

他們這些行徑被毘盧遮那佛知道了，決定出手，變身大黑神，祂在曠野中在身上塗灰作法，把荼吉尼們給找來，我把佛經內容轉換成想像中的場景是這樣的：

「你們吃人，我就吃你們，一報還一報。」

大黑神威脅要把荼吉尼們給吃了。

「好啦、好啦，以後不敢了，可是有個問題。」

荼吉尼看到苗頭不對，沒有生氣，也沒抗辯，祂先認錯，再試著溝通。

「什麼問題？」

「我們不吃人心，沒肉吃，就會餓死活不下去。」

「嗯……」大黑神沉默了。

「那麼，你們等人斷氣後再來吃他們的心臟好了。」

「可是當人過世時，其他藥叉就會知道，會來搶食。」

大黑神猶豫了，這說法倒也不是沒有道理，祂想了一下。

「不然這樣，我們用咒法在六個月前先預約這顆心臟，等人過世後就取得優先食用權，他們就無法來搶了。」

大黑神想出了解決之道，荼吉尼們答應了，臣服於大黑神，也成了佛教的神祇，形象變成了騎著白狐狸的美麗天女。

兩個狐狸神祇在日本習合，成了書中一手寶劍一手心臟的稻荷大神。每當我手中握著稻荷狐狸大神愛吃的豆皮壽司時，總覺得自己像是荼吉尼，一口一口吃下了心臟。

故事有些恐怖，但最讓我著迷的，是荼吉尼取出心臟的法術，他們用「餘物」讓人在沒有心臟的狀況下存活六個月，這個「餘物」不就是葉克膜的「先驅」嗎？稻荷大神在我想像中，也成了「狐工心臟」的創始者。

這個「餘物」、「狐工心臟」，可比現在的葉克膜還厲害，葉克膜維持生命最長的世界紀錄也不過一百一十七天，「餘物」卻能使用六個月。

◎ 洪醫師小知識

葉克膜是人工替代心臟、肺臟功能的機器，幫沒有心臟或心臟、肺臟失去功能的人搶得一段治療時間，有時就藉此獲得生機。

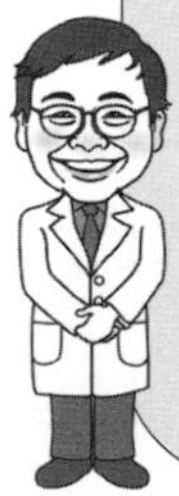

21 控制血糖，遠離糖尿病

花若盛開，蝴蝶自來，人若精采，天自安排，血糖若高，洗腎自來。

根據研究顯示，患者被診斷罹患糖尿病的十年之前，從血糖還沒真正升高，血糖的新陳代謝就已經開始出現問題，血管就已受到血糖影響，發生病變。這個階段，稱為糖尿病前期。

●糖尿病像定時炸彈

從糖尿病前期開始，到最後發生眼睛、腎臟、神經、血管的病變，好像有固定時間表，就像定時炸彈的倒數計時，時間一到，就會產生病變。

但若是能把血壓、血糖、血脂控制好，可以減慢這個時鐘的速度，讓炸彈引爆時間延後；也就是說，原來二十年後要爆炸的定時炸彈，可以拖到三十年、五十年，甚至這輩子都不會爆炸。

定時炸彈爆炸的時間，取決於多早開始調慢定時炸彈的時鐘，還有調得有多慢；愈早開始且調得愈慢，包括心臟血管在內的損傷就累積得愈慢、愈晚發生問題；若等到快爆炸時才驚覺，常常就算努力都不容易見效。

三高控制得愈好，時鐘就走得愈慢；愈早開始，就愈能延後爆炸時間。

●天上派來的蜜蜂

「這段期間有看醫生嗎？」我問。

「沒有。」

病人好久沒來回診，以前他血壓、血糖都很高。

「有自己去藥房買藥吃嗎？」我再問。

「也沒有。」

我倒抽一口氣，這樣還沒出事，算運氣很好。

「為什麼想到再來看醫生呢？」我接著問。

「前幾天被蜜蜂叮，急診醫師說我的血糖太高了……」病人沒有繼續說，但是我已經了解。

也許這隻蜜蜂，是上天派來提醒他要乖乖吃藥的貴人？不是、不是，貴蟲？不是、不是，是貴蜜蜂。

我腦中忍不住開始接龍，那隻愛吃甜的蜜蜂後來去看牙科，醫師說牠蛀牙了，提醒少吃甜的。接著又想到：「花若盛開，蝴蝶自來，人若精采，天自安排，血糖若高，洗腎自來。」

糖尿病最麻煩的地方，在於早期症狀常常不明顯，傷害卻一直累積且無法回復，要減緩殺傷力，得非常有耐心的與它纏鬥，急不得，不僅需要病人的配合，也需要醫師的細心，兩者缺一不可。

●打針控血糖

「你知道我為什麼願意打針嗎？」病人在門診這樣問我，他才三十出頭，就罹患高血壓、糖尿病、呼吸中止症，還懷疑有嗜鉻細胞瘤。

我滿臉問號。

「住院時你們不是一直勸我先打針，我不肯嗎？」病人說。

「是啊！」

「那天我住院時還在地下一樓遇到會診過幾次的新陳代謝科醫師。」

「江宜倫醫師。」我說。

「是啊！她把我叫住，帶到門診診間。」

「什麼？」我非常驚訝，攔轎告狀有聽過，攔病人臨時開診倒是少見。

「她問我：『你是VIP嗎？』我回答：『當然不是。』她又跟我說：『你有比李登輝總統更VIP嗎？』我說：『當然沒有。』她說：『連李登輝總統都打了那麼多年的胰島素，你有什麼本事不用打針，就能把血糖控制好？』我無話可說，想想有道理，回病房後，就跟你說我願意打針了。」

「雞婆」是我最喜歡的醫護特質，雞婆的醫護人員從事這個行業不是為了金錢，而是為了幫助別人，已逝的創院院長洪啟仁老院長就曾指出，行醫這一行，賺錢只是附加的。

●診間不是告解室

「為什麼血糖控制得那麼差？」看到抽血報告，病人皺起了眉頭，不太高興，開始質問醫師。

「這句話好像應該是我問你，怎麼會變成你問我呢？」我反問病人，他愣了一下，態度馬上大轉彎。

「歹勢、歹勢。」病人連聲道歉。

他想了想，開始自爆：「最近不只吃了月餅、蛋黃酥，還有……加上沒運動。」

有時醫師只要站在旁邊，病人都會知道問題出在哪，但卻常常只是三個月到診間告解一次，勇於認錯，卻從不改變，讓我考慮在診間門口掛個「告解室」的牌子。

控制血糖是自己的事，醫師只能開藥，只能叮嚀，只能碎碎唸，醫師是教練，是老師，是防護員，病人自己才是下場比賽的選手，控制血糖很大部分要靠自我節制力，如果平常不小心、不在意，三個月才到診間告解一次，身體的器官不會赦免這種自我傷害的罪過。

◎洪醫師小提醒

若是能把血壓、血糖、血脂控制好，可以減慢糖尿病炸彈引爆的速度。控制血糖，是自己的事，控制血糖很大部分要靠自我節制力。

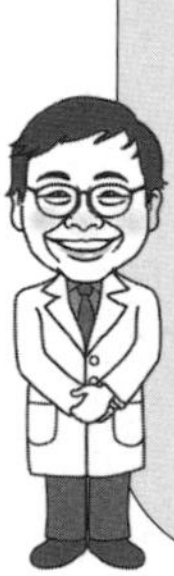

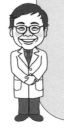

●新的糖尿病治療方式

近年對於糖尿病不管是診斷或治療都有許多新方式。以檢查來說，可以在皮下植入儀器，隨時測量血糖值；以治療而言，像 SGLT2 抑制劑這類藥物，不但可排糖瘦身、減緩腎衰竭，還能排除組織水分，治療心臟衰竭；又如 GLP1 RA 的藥物，不但能降血糖、能瘦身，更可以維持血管功能，一週一針的 GLP1 RA 劑型賣到全世界缺貨。

二〇二二年九月美國糖尿病學會（American Diabetes Association, ADA）與歐洲糖尿病學會（European Association for the Study of Diabetes, EASD）發表的共識中，也把這兩種藥物的位階調高。這些新藥物不太會導致低血糖，但要注意不同的副作用。

「最近還好嗎？」我問病人。

「很正常。」

「家中血壓多少？」我繼續問。

「一百一十到一百二十多，舒張壓七十多。」

「運動呢？」……我接著還問了很多問題。

看完診，我開好藥和檢查單，按了送出，電腦螢幕回到列滿當日看診名單的主畫面，病人卻又開始講起她最近的遭遇。

「那天我去看婦產科，醫師要我兩天回診一次，我問他說疫情嚴重，可不可以三天才回去看，沒想到醫師對我說：『不然你可以等不怕死的那天再回來看好了。』你說好不好笑？」

病人當做故事在講，我卻皺起眉頭，好奇了起來，需要兩天回診一次的婦產科疾病，會是什麼問題？

想了一下，我攔住打算離開的病人。

「是膀胱發炎嗎？」

「是啊，看了好久都看不好，我也就算了。」

病人說得輕描淡寫，我心中卻警鈴大作，她有糖尿病，該不會是……

我重新打開她的病歷，檢視一下用藥，果然。

她果然有用 SGLT2 抑制劑！

這種藥是當紅炸子雞，可以把糖分從尿液排出，可以降血糖，可以瘦身，可以降血壓，可以減緩腎臟變差，還可以治療心臟衰竭，但服用這種藥物的代價是小便會變得很甜，因為藥物讓糖分從尿液排出，如果水喝不夠，下體容易感染，最嚴重時還會引發敗血症。

這名病人已經使用這個藥物很多年，我第一次開這種藥物給病人的時候，都會反覆提醒，也許時間久了，她就忘記這種藥物的正確使用方式，也許是我太久沒提醒，她膀胱反覆感染很難說與這種藥物沒關係。

我在第一時間沒問到最主要的問題，還好病人講故事時我沒睡著，還有在聽，不然就糟糕了。

這名病人後來改了糖尿病藥物，膀胱發炎就再也沒有發生了。

●藥物的副作用

「能不能幫我開一些食道逆流的藥？最近很嚴重。」ＢＭＩ超過四十，血糖最近控制得不大好的病人這麼要求。

「是什麼症狀呢？」我問。雖然病人的診斷常常沒錯，但開藥前總要多了解一些。

「有點噁心，東西都吃不下去。」病人回。

我一面把病人的敘述記錄下來，一面想著鑑別診斷，同時也看一下舊病歷，看看有沒有什麼線索。突然，我看到重要資訊。

「你有吃少一點嗎？」我問。

「……」病人沒回答，但從他的沉默，我想我找到了答案。

「你打的這個針一週要打一次、一個月要自費四千多元，雖然可以瘦身，但也會讓你胃口變差，我不是有說過嗎？」

「我忘記了，你現在說，好像有這個印象。」病人說。

我再研究了一下病歷。

「難怪，別人打這個針體重降百分之十，血糖也都控制得不錯，你打這個針體重卻只減了三公斤，血糖也不如預期，應該是你仍照原來的食量吃東西吧？」我說。

「嘿嘿嘿……」病人摸著頭。

「打這個針的時候，吃東西要『跟著感覺走』，一感覺到吃不下，就要停筷子，再吃下去就會吐，切勿硬撐。」

病人頭低了下來。

「記得打這個針的時候，吃東西一定要『跟著感覺走』喔！」

我再次強調。

GLP1 RA 這類降血糖藥物很熱門，但要是沒有注意細節，效果不但無法彰顯出來，還被冤枉當成副作用，一定要慎之慎之。

糖尿病的控制，像走鋼索，過與不及都不好，更重要的，是耐心、耐心、耐心。

22 選情與心臟

有心臟病的人，還是少關注選舉為妙。

「最近我都很不舒服，也說不出來是怎樣的不舒服，吃了紅色小藥丸（鎮定劑）才會比較好。」病人一進診間就這麼說。

「會胸悶嗎？」我開始問診。

「也不是。」

「是不是會心悸？」我再問。

「不會。」

「很喘嗎？」我繼續問。

「不知道，就是虛虛的，昏昏的，沒力沒力，全身不舒服。」

「有沒有胸痛？」

「沒有。」

「有量血壓嗎？」

「都還好。」

「心跳呢？」

「正常。」

「會不規則嗎？」

「沒感覺。」

「大便黑嗎？」

「沒有。」

「有拉肚子嗎？」

「沒有。」

「有發燒感冒的症狀嗎？」

「沒有。」

「睡眠夠嗎？」

「還可以。」

「有吃什麼藥物或補品嗎？」

「沒有。」

「有遇到什麼特別的事情或壓力嗎？」

「沒有。」

與病人一問一答問診下來沒能得到線索，身體診察沒問題後，我就打發他去檢查，紅血球、白血球數值都正常，肝、腎、電解質和血糖也沒問題，沒過敏，心電圖正常，正當我苦惱抓頭找不出線索時，患者又說話了：「看政論節目會這樣嗎？」

一語驚醒夢中人，我回說：「當然會！」

「我連看十幾天的政論節目後，就開始不舒服了。」

「@#$%&$@%，當然會，怎麼不早說，害我抓破頭，做了那麼多檢查，這也可以解釋為什麼你吃了紅色小藥丸後就會改善。」

「嘿嘿嘿……」患者傻笑著。

「以後只准看美女，不准看政論節目，知道嗎？」

●少看選舉新聞，保護心臟

從二、三十年前開始，每每到了選情最激烈的時候，就會有人因為心臟病發送醫，光我一個心臟內科醫師就見過四起和選舉相關的心臟病發，藍綠支持者都有，有人在凱達格蘭大道搖晃著鐵絲網拒馬時開始胸痛，有人在悲憤的遊行中發病，也有人看電視時不舒服……

多年前，我幫一位患者做二十四小時心電圖檢查（讓患者帶著手機大小的機器回家，記錄當天在家的心臟狀況，第二天再把機器還給醫院，醫師就可解讀出患者一整天每分每秒的心跳狀況），發現他一整天心跳的情況基本上都很不錯，但奇怪的是，到了晚上九點到十點之間，心律不整的狀況突然變得很嚴重。

與交感神經有關的心律不整，一般會是白天比較常發生，睡覺時比較少；相反的，當晚上心臟亂跳、白天卻不會時，就常常是與副交感神經有關；當白天和晚上發生的次數一樣多時，多半就與自律神經無關了。這三種心律不整，細心的心臟內科醫師會依照不同的發病機轉，而處方不同的藥物。

這名患者在晚上九點到十點之間發病，真的很奇怪，任何學理都無法解釋在這個時間點發病的原因，患者努力回想後，才想到原來那個時段他正在收看政論節目，雖然並不覺得自己情緒有任何起伏，但二十四小時心電圖卻忠實反映，他的交感神經會不自覺隨主持人和來賓的激烈話語起伏不定，引發心律不整。

◎ 洪醫師小提醒

與交感神經有關的心律不整，白天比較常發生；與副交感神經有關的心律不整，晚上比較常發生；當白天和晚上心律不整發生的次數一樣多，多半與自律神經無關。

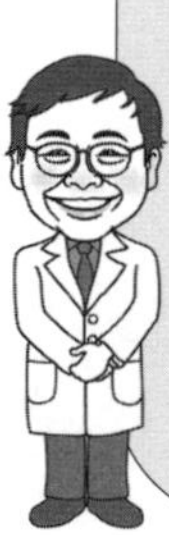

近年選情特別激烈時，又有患者開始發病，但最近選舉期間患者發病的時間和型態變得與以往有些不同。有位患者每晚十點到十一點之間都會心律不整，我納悶不解，不知道哪個節目可以在睡前時間把人心撩撥到心律不整。

患者給了解答，原來十點到十一點是他的休閒時間，他習慣在那段期間用 iPad 回看網路上的政論節目，我才恍然大悟，原來賈伯斯（Steve Jobs）的發明，改變了人們的收視習慣，也改變了政治新聞引發心臟病的時間。

我衷心建議，有心臟病的人，還是少關注選舉為妙。

23 從外貌判斷疾病

甲狀腺功能亢進好發於年輕女性，讓人體重減輕、手抖、眼凸……

「開刀後，走路都很喘，這一週胸口很悶，又會痛。」四十幾歲的女病人來就診時說，「三天前躺在家裡時，看東西都模模糊糊的。」

這名病人是第一次來我門診，她的體型微胖，眼睛黑白分明，溫和有禮，雖然說話又急又快，不過只要醫師一開口，她就會立刻停下，全神貫注，仔細聆聽，注意醫師的一舉一動。

我看著她的言語動作，再看了一眼她在醫院大堂量的血壓數值是一百四十八／七十八，心跳一百一十六下，心中已經有譜了。

造成開刀後出現胸悶、胸痛和容易喘的可能性很多，包括肺動脈栓塞、開刀或壓力性潰瘍引起的貧血、冠心病發作、麻醉插管後的氣管或肺部合併症、開刀後沒運動引起的肌肉萎縮……但這次我的想法和問診方法卻完全不一樣。

「手會抖嗎？」我問。

「不會！」

「會怕熱或怕冷嗎？」我接著問。

「怕熱！」

「會拉肚子嗎？」我繼續問。

「拉肚子三年了，看胃腸科吃藥有比較改善。」

「體重有增加或減少嗎？」我又問。

「這幾年掉了三、四公斤。」

身體診察後，我發現病人心跳變成一百零四，血氧濃度數值非常好，沒有貧血，甲狀腺好像大了一點，頸靜脈沒有鼓起，心臟有些小雜音，腳有點腫，之後我請病人去抽血、照X光和心電圖，檢查報告還沒出來，我就滿懷信心的對跟診護理師說：

「我已經有答案了。」

「哦，是什麼病？」護理師好奇。

「她應該是甲狀腺功能亢進！」

「為什麼？」

「我有好幾位甲狀腺功能亢進的病人都非常有禮貌、非常專注，眼神有光，而且就算正在滔滔不絕，但只要醫師一開口，就會立刻停止，全神貫注、聰明有禮、反應迅速，讓人感覺很舒服，非常的迷人。」

「真的嗎？」護理師懷疑。

●甲狀腺功能亢進的症狀

中午病人抽血報告出來，證實了我的診斷，整個人不禁有些飄飄然，接著便將她轉給下午的內分泌科醫師接手。

微胖的病人來心臟內科門診，以「開刀後走路很喘和胸口悶痛」的主訴來就診，我卻給她一個意想不到的答案。

先讓我自我感覺良好一下，我想……我應該是個還過得去的醫師吧！（不過要是猜錯，我當然不會寫出來給自己漏氣。）

百年以前，有些醫師非常著迷於這類病態美感，甲狀腺功能亢進好發於年輕女性，讓人體重減輕、性急、怕熱、手抖、眼凸……，在病情還不太嚴重時，不就是個窈窕、大眼、專注、開朗爽快、不拖泥帶水……的夢中情人嗎？

那個時代還有一種讓醫師著迷的疾病，就是肺結核，會讓人體重減輕、有人會因慢性病引起貧血、發燒……，如果是年輕女性罹患肺結核，不只會體態窈窕，還會因貧血讓膚色白皙，稍微發燒又讓兩頰像抹了胭脂，成了林黛玉般柔弱的病美人。

曾經有醫師同事因病需要服用甲狀腺素，他說喜歡讓自己的甲狀腺功能比正常再稍微高一點點，這樣可以讓他覺得體力充沛、充滿幹勁、還能控制體重，做事也不會拖泥帶水。

不過，我也見過減重診所或來路不明的瘦身藥物，使用甲狀腺素讓人出現甲狀腺功能亢進的狀況來瘦身，最後卻讓人生病就醫。

許多疾病光從外貌就能診斷個八、九成，像阻塞型睡眠呼吸中止症患者的特色就是肥胖、雙下巴、下顎短，講話有種特別的喉音；神經內科的許多疾病（例如巴金森氏症、亨丁頓舞蹈症〔Huntington's Disease〕等）更是一目了然。在我想像中，以後人工智慧發展起來，走進賣場時就被連接著電腦的監視器監看，除了會自動結帳，還會主動傳簡訊到手機，提醒我們被電腦診斷出罹患某種疾病，請盡快就醫。

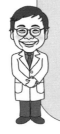

◎洪醫師小提醒

年輕女性罹患肺結核，會體態窈窕、膚色白皙，兩頰像抹了胭脂；阻塞型睡眠呼吸中止症患者的特色就是肥胖、雙下巴、下顎短，講話有種特別的喉音。

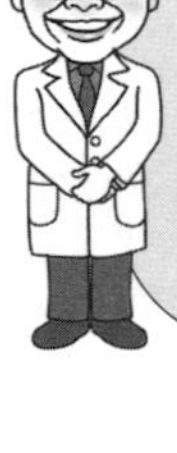

24 那一道刀疤

在許多創作裡，傷疤是故事中不可或缺的一部分，今日醫學的進步，雖能讓傷口變得愈來愈小，但刀疤的故事永遠都不會消失。

「請問醫師，為什麼我盲腸炎手術後，六塊肌的最下面兩塊，再也練不回來了？」

來自日本的新朋友問我。

「刀是怎麼開的？」

「腹腔鏡，打了幾個洞。」

「可能是中間那條白線被傷到，這樣恐怕是練不回來了。」

「喔，原來是這樣啊！」

「除非再開一次刀，到那時候下面那塊肌肉就像牛排，你想切成幾塊就幾塊，七塊肌、八塊肌都行。」想了想我又好奇的問：「你有人魚線嗎？」

「有啊！」

「恭喜！也許你現在是全世界唯一的五塊肌加人魚線猛男。」

「……」

後來轉念一想，我不該這麼亂開玩笑，對我們旁觀者來說，六塊肌變成五塊肌也許沒什麼，不過對這位朋友而言，這些肌肉可是他意志的結晶、努力的果實，他美食不能吃、健身不能斷，當這塊肌肉的分隔消失的時候，對他來說，說不定是個無法彌補的遺憾。

●手術後遺症

在進行心導管或其他手術前，醫師都一定會向患者及家屬討論治療的風險與後遺症，但回到我那位日本朋友腹痛就醫的那天，在擠滿人的忙碌急診室中，醫師應該不可能想到、更不可能提到這個後遺症吧？

多年前我在埃及旅遊時，有段尼羅河郵輪的行程，某天晚上我們坐在桌邊近距離欣賞肚皮舞表演，除了舞者曼妙舞姿，還注意到舞孃右下腹有一朵很大的玫瑰花刺青，當她扭動肚皮，玫瑰變得非常醒目，成了整場舞蹈的主角。

我看著看著，突然發現玫瑰花刺青下方的皮膚並不平整，有條滿長的凹陷。我有些困惑，觀察了一下，發現那凹陷斜斜的走向，是急性闌尾（盲腸）炎的刀疤！但為什麼這個刀疤那麼長，皮膚還向內凹呢，在我的想像中，也許是個外科新手甚或是密醫開刀縫合時留下的痕跡吧？

我的想像力繼續發揮，編起故事來……她從小就學肚皮舞，投下無數的時間與汗水，忍受著嚴格的要求與磨練，最後終於成了職業肚皮舞孃，多年夢想成真，可以仰賴這個技藝，靠著賺觀光客的錢來維生了。

沒想到某天晚上肚子突然痛了起來，拖著拖著不但沒好，還更嚴重了，她半夜被送到醫院急診，醫師說是急性闌尾炎，有生命危險，必須緊急開刀，當時她也沒多想，就進了手術室，沒想到後來開刀的傷口竟然那麼明顯、那麼長，還是凹陷的，不禁萬念俱灰。

「有了這樣的刀疤，還會有客人願意花錢來欣賞我的舞藝嗎？我多年苦練的肚皮舞功夫，投下了這麼多時間與精力，難道全都要付諸流水嗎？我這輩子只有這個專長，如果不能跳了，以後該如何維生呢？」

時間一天天過去，凹陷的傷口一點要恢復平整的跡象都沒有，有一天她突然靈光一閃，福至心靈，想到了解決之道。

「刺青！也許刺青可以遮住這個傷疤！」

於是她找了刺青師傅商量該如何處理這個傷口，最後刺青師傅發揮高超技巧，把刀疤當做花梗，旁邊刺上一朵玫瑰花，讓傷口變成圖案的一部分，變得沒那麼明顯，刺青之後，她成功回到舞台，回到正常的生活軌道。

隨著女郎曼妙的舞姿，我的想像力繼續發揮，莫名其妙被自己編的故事感動，天無絕人之路，舞孃「找方法，不找藉口」，終於解決了難題。

曾聽說過有醫師在放心臟節律器時，沒注意患者左胸上有著鬼斧神工、複雜美麗的神龍刺青圖樣，結果節律器的刀疤像把龍斬首，毀了患者胸口的曠世巨作；心臟內科醫師口耳相傳，日後放節律器時，都會盡量避開胸口的藝術品。

從《歌劇魅影》、《科學怪人》、《天龍八部》、《怪醫黑傑克》，到《蝙蝠俠》的雙面人，在許多創作裡，傷疤都是故事中不可或缺的一部分，今日醫學的進步，雖能讓傷口變得愈來愈小，但我相信刀疤的故事永遠都不會消失。

◎洪醫師小提醒

在進行心導管或其他手術前，醫師都一定會向患者及家屬討論治療的風險與後遺症，但在擠滿人的忙碌急診室中，醫師可能還是會有所疏漏。

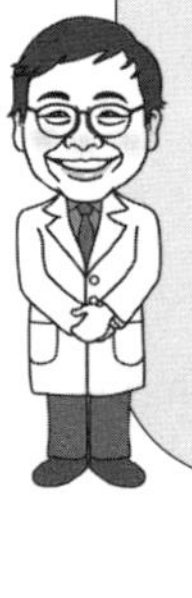

25 頸動脈支架與國標舞

現代的醫學雖然已經很進步，但是許多事情還是沒答案，只能在黑暗中摸索，有時鐵齒不聽話的患者反而會提供我們一些以前沒人嘗試過的方向。

「放完頸動脈支架之後，我還可以跳國標舞嗎？」

我剛剛解釋完病情，做完術前衛教，病人就問了這個有趣而重要的問題。

頸動脈支架是預防中風很重要的心導管手術，危險性比心臟支架高了不少，放的位置大約在耳朵下方的內頸動脈中，病人的這個問題，課本上絕對找不到答案，我也從來沒有思考過。

我腦中出現了先後有日本以及好萊塢版本的「來跳舞吧」（*Shall We Dance?*）電影中，役所廣司與李察．吉爾（Richard Gere）跳國標舞的場景，好像舞者都會高雅、努力的把脖子伸得長長的，但不時又要快速轉頭，想像中這種動作動不到頸動脈支架，應該沒關係吧！

可是，等一下，還有頸動脈竇的問題。

頸動脈竇位於耳下的內頸動脈處，正好是放頸動脈支架的地方，當按摩或刺激到它時，會引起迷走神經反射，也就是會喚醒人體煞車系統，讓心跳和血壓都降低，國標舞的轉頭動作似乎有的會讓支架刺激到頸動脈竇。

「轉頭的時候可能會刺激到頸部的一條自律神經，讓心跳和血壓下降，我想最好還是不要跳國標舞吧！」

我一邊說著一邊兩手張開，模擬比劃著我自以為是的跳舞姿勢。

「那叫甩頭，不是轉頭。」病人糾正了我的用語，還接著說：「可是我很喜歡跳國標舞，那是我最主要的興趣和運動呢！」

●醫病共享決策

我猶豫了一下，配合患者抉擇醫病共享決策（Share Decision Making）是現今醫療的最高指導原則，回過頭想想，甩頭好像沒有動到頸動脈，可是萬一刺激到頸動脈竇就不妙了。我左思右想，有些舉棋不定，決定找人商量，在新光醫院做頸動脈支架最大的好處，就是神經內科團隊會提供強力支援。

術前我都會請神經內科同仁對適應症做最後確認，術後也會請他們評估一下支架效果與患者狀況。這位患者既然是神經內科連立明主任轉來的，請他幫忙，是再天經地義不過的事。

「喂，老連啊，我問你，放頸動脈支架之後可不可以跳國標舞？」我在診間拿起電話打給神經內科醫師，病人在一旁充滿期盼的看著，希望有好消息。

「可以啊，為什麼不行？」

「國標要甩頭喔！就像電影明星艾爾·帕西諾（Al Pacino）或是阿諾·史瓦辛格（Arnold Schwarzenegger）那樣的甩頭喔！」

我又想起他們在電影「女人香」（*Scent of a Woman*）和「魔鬼大帝：真實謊言」（*True Lies*）中的探戈情節，還正確使用剛剛學會的術語——甩頭。

「呃……」

顯然老連也想起電影情節，猶豫了起來，但很快就做了決定。

「你就跟病人說，脖子以下可以跳國標，脖子以上不行。」

我聽了快傻眼，這樣要怎麼跳？但想想還是把連主任的話轉告病人。

「連主任說你可以跳，但脖子以下才能跳。」我轉述。

病人無奈笑了起來，我又接著說：「可是……要知道你的頸動脈狹窄可是會中風、會要命的，為了性命，還是多考慮一下哪個比較重要吧！」

但病人的眼神與肢體語言告訴我，他的個性似乎和我一樣，不愛乖乖聽話。

「你還是要自己想清楚喔！」我強調。

我一面把決定權交給病人，一面打定主意，如果決定要放支架，放好後一定要讓他擺個轉頭姿勢做頸動脈超音波檢查，這樣說不定可以知道多一些資訊，也許還是可以甩頭。

下診回家後，我趕緊上網，想要搜尋看看有沒有可以給我答案的資訊，結果查到一大堆轉頭後引起中風進而放支架的論文，卻沒查到頸動脈放完支架後到底能不能跳國標舞的資料。

現代的醫學雖然已經很進步，但是許多事情還是沒答案，只能在黑暗中摸索，有時鐵齒不聽話的患者反而會提供我們一些以前沒人嘗試過的方向。

26 心搏過速的金牌國手

這個故事一直讓我銘記於心，時常提醒自己：不了解患者真實的情境、自以為是的醫師，其實是很危險的。

「我只要跑步就很喘。」

多年前，門診來了一位十幾歲的女孩，她頭髮比我的還短、精實壯碩、眼神專注，看起來就不是普通人物。

「最近我們換了個注重體能的教練，要求跑步訓練。」她這麼說：「但我跑一下就會很喘。」

年輕女孩跑步會喘，可能原因除了心臟病，常見的有貧血、氣喘、甲狀腺功能亢進、焦慮、欠缺運動……，但看她模樣健康、談吐沉穩，一點都不像有什麼問題。

她最近體重沒有增減，大便顏色正常，月經量也正常，跑步時除了喘，沒有咻咻聲，也不會胸悶、心悸，不會胸痛，小便沒有減少，沒有發燒、發冷，關節不痛；身體診察血壓、心跳正常，血氧濃度沒問題，結膜紅潤，甲狀腺沒腫大，四肢正常，也沒有水腫，聽診沒問題，肺部心臟都沒檢查出什麼異常。

在沒什麼頭緒之下，我幫她安排了系列檢查，胸部X光和肺功能都正常，抽血包括肝、腎功能，還有血糖、甲狀腺、電解質都正常，也沒有貧血或白血球數值升高的感染徵兆；心臟超音波正常，運動心電圖也顯示沒有缺血。

但我注意到一個不尋常現象……

普通人做運動心電圖檢測時，血壓和心跳的速度會隨運動時間逐步升高，也就是如果在履帶式跑步機上跑步，心跳會愈來愈快，血壓也逐漸升高。但她卻大不相同，開始運動不到一分鐘，心跳在很短的時間內，就迅速提升到每分鐘一百二十下，持續到十幾分鐘運動心電圖檢測結束時，也還是一百二十下，既沒加速也沒減速，血壓變化也不大。

我研究了一下圖形，不是前一秒六十下、下一秒突然一百二十的那種陣發性上心室頻脈回路，那麼答案就出來了……

「你這狀況叫做不當竇性心搏過速（Inappropriate Sinus Tachycardia），是自律神經失調的一種。」

我一面說明，一面有些自鳴得意，這個疾病就算是心臟內科醫師，應該也有許多人診斷不出來，更不用說這個診斷出自於注意到運動心電圖上的小細節，能做到的醫師應該不多吧！

●交感神經過度活化

「我們的自律神經有兩種，一個是油門，一個是煞車；油門就是交感神經，會讓心跳加快、血壓升高，在人體需要應付緊急狀況時就靠它，副交感神經是煞車，讓心跳慢下來、血壓降低，在休息和消化時發揮功能。現在這個系統出問題，沒事就自己踩油門讓心跳變快，運動就會喘了。」

我停了一下，繼續接著說：「治療方法很簡單，用乙型阻斷劑讓油門不要那麼敏感就好了。」

「那對我來說是禁藥！」沒想到患者聽了之後有些沮喪。

「什麼？」我一臉疑惑。

「不瞞你說，我目前在左營接受射箭訓練，這種藥對我們來說是禁藥。」

我大吃一驚，原來她是國手。

乙型阻斷劑會降低壓力，在射擊、射箭、高爾夫球這類需要穩定性的運動比賽中，是不能使用的。這些藥能降低焦慮，又不會像鎮定劑般讓人想睡，有時醫師會處方給在大考特別容易緊張失常的考生。

「不能用喔？」

我沉吟了一下，在腦中搜尋其他解決之道，其他藥物的效果應該沒那麼好，而且搞不好也不能用，突然靈光一閃：「你在左營國家運動訓練中心？」

「是的。」

「那邊有武術隊嗎？」我接著問。

「不知道，應該有吧？」

「武術隊應該有太極拳、氣功這類項目，學習這些對於降低心跳應該會有幫助。」我建議。

「是喔！」她對於我的建議不置可否，看不出是否會去找武術隊。

太極拳、瑜伽、氣功、打坐這類活動能降低交感（油門）神經活性，研究顯示能降低血壓及心跳，也被寫進高血壓治療指引中。如果不能用藥物來壓制油門，利用這

◎洪醫師小提醒

太極拳、瑜伽、氣功、打坐這類活動能降低交感神經活性，研究顯示能降低血壓及心跳，也被寫進高血壓治療指引中。

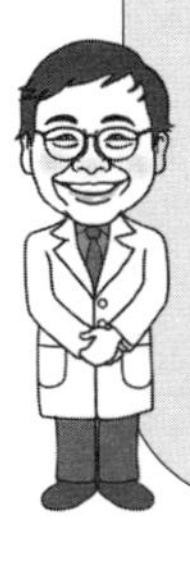

些生物回饋方式，或許能發揮效果。

目送她走出診間，我腦中卻浮現武俠小說的場景，想像中，箭術超群的女俠，為了治病，千里尋找脾氣古怪的名醫聖手，醫師把脈後，建議她去找少林寺方丈學習《達摩易筋經》（還是《九陽真經》？），未來江湖險阻，禍福難料……

●差點被我弄丟的金牌

患者消失幾個月後，某天突然又出現在我的診間，看起來還是一樣沉穩矯健，她說：「我好多了，醫師能不能幫我再檢查一次？」

再次檢測後的運動心電圖看起來與幾個月前沒什麼差別，沒有缺血，但還是一樣運動不到一分鐘心跳就升高到一百二十下，運動十幾分鐘時仍然是一百二十下，沒有增加，也沒減少。

我看著運動心電圖的結果，有點遲疑：「呃……」

「怎麼樣？」患者著急的問。

「跟上次一模一樣呢！」

她看起來有些沮喪，但是因為不能使用最重要的乙型阻斷劑（那時還沒有發明 Ivabradine 這種藥物），我實在也想不出還有什麼好方法來解決這個問題。

我看著十六、七歲的患者，給了一個後來證實是宇宙無敵愚蠢的建議：「你真的要繼續練射箭嗎？這個疾病看來會跟著你了。」

我沒有再說下去，她猶豫了，掙扎的說：「可是……教練很器重我。」

「你還年輕，要做任何事情都還來得及，都能重新開始。」我說。

「呃……我考慮看看。」她這麼對我說，道謝後就離開了。我目送她走出診間，心中為她感到惋惜，這麼受到期許的選手，為什麼會罹患這種疾病呢？

再次看到這名患者時，已經又過了大半年，這次沒見到本人，是在《民生報》頭版頭條看到的，詳細標題已經記不清楚了，大致內容是年僅十七歲的袁叔琪在釜山亞運獲得台灣射箭史上第一面個人金牌。

我大吃一驚，為她高興，卻又心中忐忑，要是她真聽了我的烏龍建議，台灣的金牌不就被我搞丟了（也搞丟了兩天後的團體銀牌）。

在不安的心情中，我反覆仔細閱讀每則報導，報上說比賽時天氣不好，風速時大時小，賽事一下進行一下延後，選手受賽程不斷變動影響，大家都焦慮緊張，只有袁叔琪老神在在，非但不受影響，還能插科打諢，安撫隊友，穩定軍心。

看了新聞報導後，我才恍然大悟，原來「不當竇性心搏過速」這種症狀對她非但不是問題，反而大大加分，因為比賽當天引起其他人焦慮緊張的情境，對她來說只是日常生活的一部分，這是她的天賦異稟，她是不世出的武學奇才，而非罹患疾病。

至於我，雖然診斷出這個疾病，給予的建議卻錯了十萬八千里，差點搞丟台灣的金牌，也該算不世出的醫學蠢才吧！

謝謝後來拿到奧運團體銅牌的袁叔琪老師，允許我把這段二十年前的往事寫出來，這個故事一直讓我銘記於心，時常提醒自己：不了解患者真實的情境、自以為是的醫師，其實是很危險的。

PART

4

日常保養，愛護你的心

27 老年人血壓可以高一點？

血壓很重要，控制好了，能預防中風、心臟病、失智、主動脈剝離、腎臟病……

「我的高血壓藥還有很多！」六十幾歲的患者這麼對我說。

「你不是定時三個月回診拿藥嗎？藥怎麼會剩下呢？」

「我沒有每天吃藥。」

「家中的血壓大約多少？」

「大概都一百四十幾到一百五十幾。」

「什麼？這樣還不天天乖乖吃藥？家中血壓應該要小於一百三十／八十啊！」

「我看網路上說，年紀愈大血壓就會愈高，所以年紀大的人血壓不必控制那麼嚴格，甚至一百五十到一百六十都沒關係。」

我嘆了一口氣，又來了，不管怎麼說，患者總是半信半疑，情願相信社群媒體的錯誤訊息，也不願意相信醫師的話。

「等一下、等一下，人的血壓隨著年齡『會』愈來愈高完全正確，但不能推論到年紀愈大血壓就『該讓它』愈高，『會變高』和『該讓它變高』是完全兩回事，舉例來說，年紀愈大骨質『會』愈來愈疏鬆，但不代表我們就『該讓它』愈來愈疏鬆。」

患者看著我一言不發，好像沒被說服，我決定換個說法。

「東方人比較會中風，中風和血壓的關係最大。」

患者點點頭，第一次同意我的說法。

●血壓對中風有大影響

「換句話說，我們的血壓數值要求與西方人不同。」

血壓造成的最大影響是中風，而非心臟病，所以決定理想血壓數值的最重要因素，是你的族群發生中風的機率高或低。

有三篇針對東亞人中風與心肌梗塞比例的研究（STONE、Syst-China、NICS EH）結果顯示為四至八點七比一，也就是我們東亞人中風的人數為心肌梗塞的四至八點七倍；但四篇針對高加索人（簡單來說是歐美白人）中風與心肌梗塞比例的研究（SHEP、MRC II、STOP-H、Syst-Euro）結果顯示為零點八至一點七比一，也就是高加索人中風的人數為心肌梗塞的零點八至一點七倍。

另一名學者上島弘嗣（Hirotsugu Ueshima）於二〇〇九年發表在《循環學雜誌》（*Circulation*）的文章，比較了二十四個國家因為中風或心肌梗塞而死亡的比例，也顯示出同樣的結論，也就是相較於高加索人，東亞人中風的比例遠高於心肌梗塞。

而影響中風最重要的因素就是血壓，血壓愈低愈不會中風（當然不能太低），所以對於台灣人的血壓數值建議自然也和給外國人的不一定相同。

「二〇二一年八月底，台大醫院王宗道醫師與大陸中國合作發表了一個研究，目標在於釐清兩岸華人六十至八十歲時，家中血壓該控制為多少？」

患者靜靜聽著。

「因為是東方人的研究，所以對我們的重要性遠高過西方人的研究。研究重點有三個，一是華人與西方人有何不同；二是六十歲至八十歲的時候，血壓高一點或低一點好；三是看家中血壓，而非醫院量出來的血壓數值。」我指了一下患者帶來的家中血壓測量紀錄。

「這個研究將八千多名高血壓患者抽籤分成兩組，一組把血壓控制在一百三十以上至低於一百五十，另一組控制在一百一十以上至低於一百三十，然後開始比賽。」

我稍做停頓。

「比什麼呢？比哪一組可以活得比較久，也要比哪一組比較不會中風、哪一組比較不會得心臟病，這個比賽追蹤了三年多，結果⋯⋯」

我停了一下，好增加戲劇張力，「低於一百三十那組大勝！」

患者睜大了眼睛。

我繼續說：「雖然兩組壽命沒差別，但低於一百三十那組比低於一百五十那組減少百分之三十中風、百分之三十急性心臟病，百分之七十三急性心臟衰竭，整體來說，降低了百分之二十六罹患各種心血管疾病的風險！」

患者好像被說服了。

很多人都收過一個流傳甚廣的假訊息，它有許多版本，但通常開頭是這麼寫的：「血壓新消息：美國已正式規定：六十五歲以上標準血壓一百五十／九十，八十歲以上的正常老人，一百六十甚至一百七十也可以……」

許多人都對這個訊息深信不疑，甚至執迷不悟；以前我在門診常常苦口婆心講了

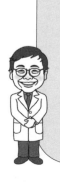

◎洪醫師小提醒

血壓造成的最大影響是中風，而非心臟病，我們六十至八十歲的時候，血壓應該低於一百三十。

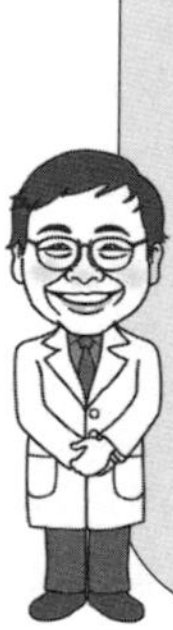

很多，有時卻未必收效，這次新研究出爐，我就正好利用它駁斥這個惡劣又居心叵測的假訊息。

假訊息第一句是「新」消息，那麼「更新」的研究就能消滅它的殺傷力；第二句是「美國」已正式規定，我就說西方人和亞洲人不一樣，我們要有自己的數據；第三句是年齡愈大就該如何如何，就可以直接用研究結果否定它的說法。

前文提到王宗道醫師那篇刊登在《新英格蘭醫學雜誌》名為STEP的研究，與美國政府做的研究結果並無不同。二〇一五年，美國國家衛生研究院與國家心臟肺臟血液學會發表了一個共九千多人（百分之二十八大於七十五歲）參加，也刊登在《新英格蘭醫學雜誌》的SPRINT研究，發現當把自我測量的血壓降到一百二十時，會比起一百四十時，降低百分之二十五心血管疾病和百分之二十七總死亡率；也就是說，不管是東方人或西方人，就算有些年紀，血壓還是低一點好。

這兩篇研究和早年研究的最大不同點，就是早年研究是以醫院或研究機構專業人員幫忙測量的血壓數值為標準，而這兩篇研究卻是以自我測量的血壓數值為依歸，比較能貼近我們平常自我測量的家中血壓數值。有研究顯示，同樣是一百三十／八十的數值，會因測量場所或測量人員的不同，而有不一樣的解讀，看到治療指引建議的血壓數值時，務必看清楚它的測量方法，不然很容易張冠李戴，做出錯誤判斷。

我們要知道，血壓很重要，控制好了，能預防中風、心臟病、失智、主動脈剝離、腎臟病……，至於家中血壓更是重要，早晚測量的家中血壓，能提供很多健康訊息；最新研究告訴我們國人最適當的血壓數值，也告訴我們收到來路不明的訊息時，務必要查證、查證、再查證，才不會讓自己成為假消息的受害者。

有時覺得看診最難的不是診斷、開藥或進行心導管手術，而是改變患者的認知，我也不知道這次到底有沒有說服患者，希望她回家不要看到哪個 LINE 訊息上的假衛教，或聽到鄰居的小道消息，又改變了心意。

28 低醣飲食、生酮飲食好不好？

很多人採用生酮飲食後，體重減輕，也覺得變健康，但我們還需要知道這種飲食法能不能讓我們活更久。

老同學用 LINE 傳來一篇宣傳生酮飲食（屬於極低醣飲食）的文章，詢問我的看法。我回傳二〇一八年哈佛大學布里根婦女醫院發表在《刺胳針公共衛生》期刊（*The Lancet Public Health*）的 ARIC 研究結論圖表（見下頁圖表12），縱軸是總死亡率，橫軸是食物中碳水化合物的百分比，結果是 U 型曲線，碳太多或太少都不好，占百分之五十至五十五時最佳，而且當碳水化合物占比小於百分之二十，總死亡率會升高百分之五十，還有相關薈萃分析統計四十三萬多人的研究，也是類似結論。

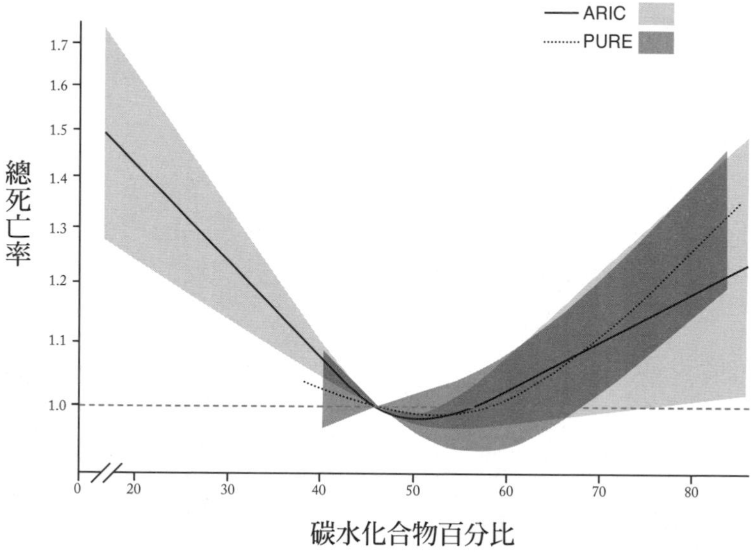

資料來源：Sara B Seidelmann, MD. et al. (2018) Dietary Carbohydrate Intake and Mortality: A Prospective Cohort Study and Meta-Analysis, *The Lancet Public Health*. doi: https://doi.org/10.1016/S2468-2667(18)30135-X

圖表 12　ARIC 和 PURE 世代研究中，碳水化合物百分比與總死亡率關聯之 U 型曲線圖

這是一個長期性、觀察性、相關性的研究，不是因果性，也不知道短期會如何？間歇式好不好？結果的判讀為何？也許是有些人生病後改採低碳飲食，才讓這組的死亡率升高？還是太低碳會讓我們生病？

很多人採用生酮飲食後，體重減輕，也覺得變健康，但只看數據上的改善還不夠，我們還需要更重要的結果，就是這種飲食法能不能讓我們活更久。

●生酮飲食有益健康？

從二〇〇一年開始，美國國家衛生研究院做了一個耗費巨資的生活型態研究，名為LOOK AHEAD（Action for Health in Diabetes），這個研究平均追蹤五千一百四十五名第二型糖尿病患者九點六年，將患者分為兩組，介入組由營養師與衛教師強力介入，把每天攝取的卡路里控制在一千二百至一千八百大卡，脂肪含量要小於百分之三十，蛋白質大於百分之十五，還要求每週從事一百七十五分鐘以上的中度體力活動；另一組是對照組，給予一般的飲食運動衛教。簡單來說，就是一組像軍隊般嚴格管制，另一組則是自我控管。

第一年結束時，介入組體重減少百分之八點六，控制組下降百分之零點七，兩組相差約八公斤，將近十年後，介入組回升四公斤，變成兩組減去的體重只差百分之二點五。兩組相比，介入組的血壓比較低，膽固醇比較低，血糖比較低，用藥也比較少。

但出乎意料的是兩組心臟病的死亡率、罹患心血管疾病的機率，還有中風的發生率竟然完全沒差別！

而且這個研究還被認為就算繼續下去，也不可能得到更多資訊，多做無益，所以提前四年結束。這個分別在二〇〇六及二〇一三年發表在《新英格蘭醫學雜誌》上的研究結果，讓大家非常意外。

●生酮飲食能延長生命？

讓我們回到最重要的根本，就是這種治療能不能延長生命，但因為這類研究曠日廢時，有時會用數據改善來當做「替代指標」（Surrogate Endpoint），假設某種治療可以改善數據，而其他研究則發現改善這些數據能延長生命；也就是說我藉由某種治療改變了中間數據，那麼推論我應該能讓生命延長。

某種治療→數據改善→生命延長

替代指標可以縮短研究時間，很快獲得結論，但任何治療的最終目標都是要能減少疾病、延長生命。

若數據改善（例如許多治療可以升高「高密度脂蛋白」〔HDL〕，卻不能減少疾病），卻不能改善死亡率，甚至會增加罹病機率時，這種治療方法就值得商榷。

一九九一年有篇CAST研究，那時候知道心肌梗塞之後，心室期外收縮這種心律不整狀況愈嚴重的人，死亡率會愈高，而某類藥物能大幅降低這類心律不整（替代指標達成），所以推論這類藥物應該能降低死亡率。沒想到研究結果卻讓人大失所望，雖然心室期外收縮如願大幅降低，用藥組的死亡率和罹病率卻升高了。另一個例子是有些瘦身藥物能降體重（替代指標），卻增加了死亡率與罹病率。

任何治療若能改善死亡率是最棒的，但最基本的要求是不會增加死亡率，如果中間數據有改善，但是終極目標卻有危險訊號時，就該特別小心，不該被中間數據的改善所迷惑。

BMI（身體質量指數，單位為公斤體重／公尺身高平方〔後省略〕）大於三十、到達肥胖等級的人，BMI每多五，死亡率及罹患心血管疾病的機率就會升高百分之三十，薈萃分析資料也告訴我們，只要能減重七公斤，罹患心臟病的機率就能下降百分之五十八。瑞典有一篇ＢＭＩ研究追蹤了十三點三年發現，若利用胃繞道手術幫糖尿病患者瘦身，心臟病的發生率可以大幅下降。

理論上，改善肥胖者的體重與三高就能降低罹患心臟病的機率，沒想到LOOK AHEAD研究卻給了不一樣的答案，好像在告訴我們不是每種改善體重與三高的治療都一樣，它必須要被證實能減少疾病，至少不能增加風險。

低碳飲食能降低體重、血壓、血糖、血脂，但二〇一九年四月美國國家健康營養調查（National Health and Nutrition Examination Survey, NHANES）研究正式發表，

◎ 洪醫師小提醒

ＢＭＩ大於三十、到達肥胖等級的人，ＢＭＩ每多五，死亡率及罹患心血管疾病的機率就會升高百分之三十，只要能減重七公斤，罹患心臟病的機率就能下降百分之五十八。

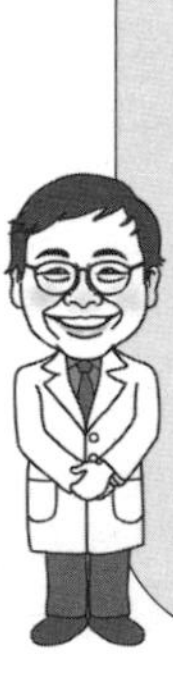

發現最低碳飲食組罹患心血管疾病、中風、癌症的機率都比較高，同篇還有九篇針對四十六萬多人追蹤十六點一年的薈萃分析，也有類似結論，最有趣的是發現不胖的人採用最低碳飲食時，危險性增加百分之四十八，比肥胖者的百分之十九更高。當然，這些觀察性研究只能提出想法，不能告訴我們最後的答案，但對照近年美、日、台三位倡導低碳飲食的知名人士因不同原因英年早逝，這些訊號值得我們提高警覺。

某次演講後，有住院醫師留下來和我分享，說她為了瘦身採用生酮飲食，體重降低了六至七公斤，但沒想到LDL卻從一百二十幾狂飆到恐怖的二百二十，經過討論，她決定放棄這個不適合自己的飲食法。

歐洲心臟學會提到：「二十一世紀初，低碳飲食在媒體與社群上非常流行，被吹捧為能明顯減重又安全；但近來對低碳飲食不利的證據卻不斷累積。」

當觀察性研究對低碳飲食不利時，這類飲食更需要證實自己長期的安全性。

29 空汙危害心血管

對心血管疾病來說，在空氣汙染的城市中生活，就和一天抽一包香菸連續抽了二十九年一樣危險。

與孩子們吃飯，聊到空氣汙染會引起心臟病的話題，一面聊著，女兒一面用手機求證，沒多久就看到她似笑非笑的看了我一眼。

「查到了，這裡寫著：『有些人只要暴露在汙染的空氣中幾個小時或是幾天，就會引發心臟病發作，中風、猝死、心律不整、心臟衰竭等機率也會升高。短時間暴露時，會增高百分之百的死亡率、百分之六十八的心血管死亡率，以及百分之十二的肺病死亡率。』」

我因為自己的想法在喜歡吐槽老爸的孩子們面前被網路證實，得意了起來，正想說話，就被女兒打斷了，她接著唸：「這位醫師還說：『暴露在PM2.5之下會升高壓力荷爾蒙，而壓力荷爾蒙會催油門，升高血壓、提高發炎指數、活化白血球、產生血栓等。簡單的說，它會提高心臟病的風險。』」

說著說著，她就把手機拿給弟弟看，兩人臉上都露出詭異的笑容看著我。

「這是誰說的，怎麼和我的講法那麼像？」

女兒瞪了我一眼。

◎洪醫師小提醒

有些人只要暴露在汙染的空氣中幾個小時或是幾天，就會引發心臟病發作，中風、猝死、心律不整、心臟衰竭等機率也會升高。

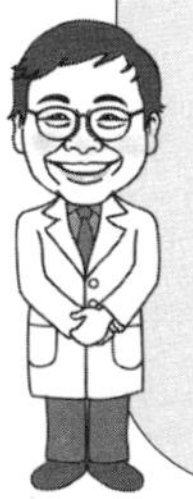

「這是你說的，發表在《康健雜誌》。」

我就說嘛，怎麼會和我引用相同的文獻，但心裡又暗喜，你們這些孩子不知道老爸的厲害，我早就在網路布下天羅地網，就等你們來查。

●尼泊爾的前三大死因

二〇一九年赴尼泊爾義診時，很驚訝的發現當地前三大死因依序為心血管疾病、慢性阻塞性肺病 COPD、腹瀉。尼泊爾是世界上最貧窮的國家之一，後面兩大死因很容易理解：因為營養不良、衛生不佳，所以腹瀉是第三大死因；因為抽菸人口多，加上空氣汙染，所以 COPD 是第二大死因也非常合理；只不過第一大死因竟然是心血管疾病就讓我有點困惑，不太敢相信。

通常大家都覺得心血管疾病是富貴病，是營養過剩的疾病，是已開發國家的疾病，但在尼泊爾這樣營養不良的貧窮國家，這種疾病竟然會打敗其他疾病，列居死因榜首，讓人非常驚訝。

尼泊爾是個山國，位於喜瑪拉雅山區，想像中，它的空氣會像世外桃源香格里拉般清新，但依據二〇一八年耶魯大學（Yale University）、哥倫比亞大學（Columbia University）和世界經濟論壇（World Economic Forum）合作發表的資料顯示，尼泊爾空氣品質的全球排名竟然是倒數前五名。網路上可以看到一些分析，除了傳統交通工具、家庭、工業汙染因素，尼泊爾人口聚集的大城市都集中在高山環繞的山谷裡，沒有足夠的風力能吹走汙染物。

長時間來看，PM2.5 的濃度每升高十單位，總死亡率就升高百分之十五，缺血性心臟病的死亡率就升高百分之十五至二十。

也有學者指出，對心血管疾病來說，在空氣汙染的城市中生活，就和一天抽一包香菸連續抽了二十九年一樣危險。

所以從這些研究看起來，尼泊爾人根本不需要高熱量的垃圾食物，就算許多國民還是營養不良，只要處於毒氣室般的空氣汙染環境中，也能讓心血管疾病變成當地的第一大死因。

二〇一九年，世界衛生組織將空氣汙染列為頭號敵人，在九月底召開改善空汙的世界大會，還宣誓二〇三〇年要減少三分之二空氣汙染造成的死亡。我們提倡運動、提倡健身，但若在空汙的環境中運動，或多或少又會抵消一些運動效果；但要是待在門窗緊閉、開著空氣清淨機的地方運動，又有室內二氧化碳過高的困擾，實在兩難，好像怎樣的運動方式都不對（二〇二二年台灣高血壓指引提到，空氣汙染只要不是太過嚴重，戶外運動仍然利大於弊）。

某天在百貨公司看到昂貴的空氣清淨機，忍不住吟起了自創打油詩：

出門 PM2.5，關窗室內 CO_2，想買空氣清淨機，售價五萬四千五。

還有五言詩版：

出門 2.5，關窗 CO_2，空氣清淨機，五萬四千五。

30 戒菸護心臟

只需一根香菸，就能讓心血管收縮一天，對心臟而言，菸不能慢慢戒，要完全戒掉才能減低罹病風險。

「怎麼又抽菸了？」

患者一進診間，我就聞到他身上的味道，皺起了眉頭。

「唉呀，醫師，對不起、對不起，台灣的香菸實在太便宜，所以我又開始抽。」

「不用跟我說對不起，跟你自己的心臟說對不起就好，生病的是你，不是醫師；話說回來，為什麼說香菸便宜呢？台灣的香菸不是很貴嗎？」

「我在澳洲時，一包菸要台幣五百元，台灣只要九十元。」

「真的假的？怎麼差那麼多？」

「澳洲政府說，抽菸者花的醫藥費比較多，所以先把醫藥費收在香菸費用裡。」

「這麼說，也還滿有道理的。」

「而且入境澳洲時，只能帶一包菸，台灣卻可以帶一條。」

我聽得目瞪口呆，但很快就回過神來。

「等一下、等一下，你把話題扯那麼遠，也不代表說回台灣菸價便宜，你就可以抽菸啊！」

「醫師你說的對，我馬上就戒掉。」

遇到這樣皮皮的患者，實在拿他沒辦法。

他又接著說：「其實我主張台灣的香菸應該要漲價，漲到和澳洲一樣。」

「這樣會不會太矛盾了，那不是會增加你的開支嗎？」

「當台灣的菸價真的漲到那麼貴時，我抽不起了，自然會戒，就不會再抽了呀！」

我看著患者，啞口無言，不知該稱讚或罵他。

●一根菸就能影響心臟

抽菸對心臟不好是眾所周知的事，但大家通常不知道，抽菸對心臟的影響和對肺臟等其他器官不一樣。其他器官的疾病，像是肺病等，常常是和抽菸的量成正比，也就是菸抽得愈多，罹患肺癌和肺氣腫這些慢性阻塞性肺病的機率就愈高；但心臟病就不一樣，研究顯示，每天抽一到三根菸的危險性和每天抽一到三包完全一樣。

為什麼會這樣呢？因為只需一根香菸，就能讓心血管收縮一天，它和致癌物質或毒性累積的原理不同，所以與劑量無關，對心臟而言，菸不能慢慢戒，要完全戒掉才能減低罹病風險。

「這是什麼？」我看到病人胸口口袋鼓鼓時，一定會指著香菸問病人。

「歹勢、歹識，我下回一定會把菸藏起來，不讓你看到。」

「對啊！最基本的要求，就是不能被我看到。」

我常會這樣和病人半開玩笑的說，其實是希望每次唸、每次唸，有一天被我碎碎唸到耳朵長繭時，病人就會把菸給戒了。

許多病人在進我的診間前，都會花點工夫藏香菸，省得醫師囉嗦。但看不到香菸後，我的要求也跟著升級，變成要求不能被我聞出菸味來。

沒抽菸的人對菸味其實非常敏感，病人只要有抽菸，我通常都聞得出來，有次某個中文非常溜的金髮碧眼老外一進來，就被我聞出他身上淡淡的菸味，沒想到他卻跟我說：「不可能。」

「什麼不可能？」我問。

「這是不可能的。」

「你不可能抽菸嗎？」我繼續問。

「不是。」

「那是什麼東西不可能？」我接著問。

「我來看病以前，洗了澡、換了衣服，還刷了牙……你怎麼可能還聞得出來？這是不可能的。」

「……」我看著他，一句話也說不出來，想到這個病人為了不被醫生抓包而特地沐浴更衣，雖然受寵若驚，但還真的是啼笑皆非。

在門診時，啼笑皆非的戒菸故事還很多。

「為什麼還不戒菸呢？」我問。

「因為我會焦慮，只有抽菸才能穩定我的情緒。」

「焦慮什麼呢？」我繼續問。

「我擔心抽菸讓血管愈塞愈嚴重，有一天我會突然心肌梗塞走了。」

「那就戒掉它啊！」我說。

「戒不掉，只有抽菸才能穩定我的情緒！」

還聽過超特別的戒菸方式。

「有抽菸嗎？」每位病人我都需要問抽菸史。

「當兵時戒了。」

「喔，當兵時開始抽，大家都一樣，每天抽多少呢？」我心不在焉的記錄著，一面繼續問。

「醫師，我不是當兵時開始抽，我是當兵時戒了！」

「什麼？真的？」我專心了起來，每個人都是當兵時開始抽菸，怎麼會有人在當兵時戒菸呢？

「我十三、四歲就開始抽菸，結果當兵時躲在廁所抽被抓到了。」

「你在哪裡當兵？」

「成功嶺，那時成功嶺開始收不是大專生的新兵。」

「哦！」

「長官找了一大堆菸蒂泡在水裡，整整一大碗，要我喝下去。」

「班長嗎？還是排長？」

「是連長，我硬著頭皮喝下去，就覺得苦不堪言，這輩子從來沒有吃過那麼可怕的東西，但從那一刻起，我就戒菸了，到現在一根也沒抽過。」

我愣愣的看著患者，不知道該說什麼，抽菸的人，好像有一半都是當兵時開始抽，我倒是第一次遇到在當兵時戒菸的，這位長官處罰人的方式，絕對是霸凌，如果發生在今天，搞不好就被爆料放上網路。

但從現在三、四十年後的角度看起來，這位連長可是這名患者的恩人，搞不好讓他多活了好幾年。有時世事的是非對錯，沒經過時間沉澱，還真的很難斷定。

醫院到了固定時間，都會廣播國民健康署電子菸壞處的宣導，我在臨床上偶爾會遇到抽電子菸的患者，人工的電子菸雖然去掉許多已知的致癌物質，但並沒有減少像尼古丁這類對心臟不好的物質，還添加很多危險性不明的添加物，所以公平的說，電子菸說不定有減少讓人罹患癌症的機會，但對於心臟來說，危害和普通香菸相同，一點也沒有降低。

◎ 洪醫師小提醒

人工的電子菸並沒有減少像尼古丁這類對心臟不好的物質，還添加很多危險性不明的添加物，所以對於心臟來說，危害和普通香菸相同。

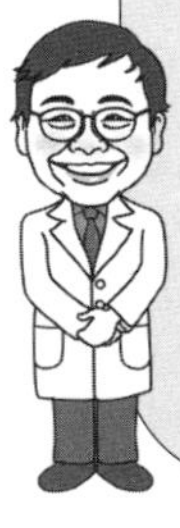

印地安人到今天還會把菸草當做是與上蒼交流的東西，就和我們的焚香一樣。但身為現代人的我們，也許一六〇四年英國國王詹姆士一世（James I）「禁菸論」（A Counterblaste to Tobacco）中的說詞，才是真理。他說抽菸是「眼睛討厭看到，鼻子討厭嗅到，傷害腦筋和肺部的習慣，黑色發臭的菸簡直就是來自地獄，令人害怕的冥河煙霧。」

對身為心臟內科醫師的我來說，這些話語還不夠，還應該加上一句：「除此之外，抽菸還是一個會傷了自己的心，也讓家人傷心的壞習慣。」

把香菸這個壞東西漲到一包五百元？也許是個不錯的主意呢！

31 睡眠與血壓關係重大

一天當中，血壓會高高低低，正常人睡覺時，血壓會降低至少百分之十，讓心臟和血管能獲得有效休息。

「應該是睡眠不足引起的。」

「哇！太屌了！」患者活潑的弟弟馬上驚呼起來，讓我飄飄然，覺得自己是神醫，但弟弟的驚呼也驗證了我的診斷正確無誤。

其實二十四小時心電圖上的證據滿明顯，但我相信能注意到的醫師並不多。

這位患者整天的心跳忽快忽慢，到了凌晨一點四十五分像踩了煞車，突然慢下來，變成四十至五十下，這樣緩慢的心跳雖然也稍有起伏，但基本上都是慢的，到了早上六點半又突然加快到一百六十下，而且都是竇性，不是陣發性上心室頻脈那種異常的心律不整。

這樣的心跳，顯示患者那天的睡眠時間應該不足五小時，從一點四十五分睡到六點半。突然心跳變一百六十，代表他是忽然被鬧鐘或被人叫醒；心跳突然慢下來，代表一上床就直接進入夢鄉，比多數人的入睡時間要短了許多。這種超短的入睡時間，表示他已經欠了許多睡眠債，長期睡眠時間一直不足。

這名青少年患者因為突然心悸來就診，心悸的症狀是突然跳得很快，而且有規則，過一段時間會自己慢慢改善，逐漸慢下來，這種心跳變慢的狀況不是突然發生的。光是從他的症狀，就幾乎可以診斷是竇性頻脈（竇性心搏過速）。

這種竇性頻脈與情緒、生氣、太累、熬夜、緊張、咖啡、酒、茶、睡眠不足等都有關係。對青少年來說，打電動、上網、趕作業、交報告、交朋友、應付考試等事情一堆，但時間永遠不夠，這時最常見的就是從睡眠借一點時間，借得多了，久而久之，缺乏睡眠變成常態，上課時打瞌睡也是不可避免的，同時也會引發心跳加速，睡眠剝奪太嚴重時，甚至會有更嚴重的後果。

「回家睡到飽！」這是今天我開給患者的處方。

●找出影響血壓起伏的原因

曾經有一位病人回診時給我看她的血壓紀錄，平常都很好、也很穩定，只是有一週血壓突然變得很高。

如果平常血壓都很穩定，卻突然低下來，最重要的事不是調整藥物，而是找出血壓低的原因。是胃出血？還是敗血症？是無痛性心肌梗塞？還是拉肚子？過敏？或是心臟衰竭？

同樣的，當控制穩定的血壓突然高起來時，也該找出誘發因子。

「那段時間有吃得很鹹嗎？」我問病人。

「沒有啊！」

「喝很多湯嗎？」我接著問。

「也沒有啊！」

「有情緒激動、壓力大或生氣嗎？」我繼續問。

「沒有啊！」

「中樂透了嗎？」我半開玩笑。

「哈哈，當然沒有。」

「有吃止痛藥或什麼藥物嗎？」我又問。

「沒有。」

「睡不夠嗎？」

「嗯……是有一點啦！」

「為什麼睡不夠呢？是失眠嗎？需要加一點鎮定劑給你嗎？」我問得更仔細。

患者有些不安了，說：「不需要啦！」

「為什麼睡不夠呢？」

「……」病人有點不好意思，沉吟了一下才小小聲的回答：「追劇。」

「哪一齣呢？」我也很好奇，讓人廢寢忘食的好劇我也想看。

「沒有啦，看完了啦！」病人不肯說她看什麼，但沒過多久，又有一名病人因為追劇而血壓升高，這次她可就大大方方告訴我她看的是哪一部。

「延禧攻略！」

在我看來，以後高血壓、心臟病這些疾病的危險因子，除了氣候變化、生氣、壓力大、睡眠不足、空氣汙染、情緒激動以外，應該還要再加上一項：「追劇！」

曾有一項調查希望知道住院醫師值班結束後最想做什麼，前三名是洗澡、睡覺、吃東西。睡眠，是人生很重要的一件事，但卻常常被忽略。

●睡眠型態是天生的

「伊最近血壓攏高，害伊睡不好（他最近血壓都高，害他睡不好）！」

快九十歲的患者神情委頓坐在診療椅上，八十幾歲的太太站在一旁，精神抖擻的代訴患者狀況；我對她的結論有些困惑，但還是照著正常問診程序進行。

「有吃鹹嗎？」「有喝湯嗎？」「有吃止痛藥嗎？」「小便有減少嗎？」「有吃甘草嗎？」「晚上會打呼嗎？」……一系列問下來答案都是否定的，我還在思考時，老太太又接著報告：「伊攏不睡，到三、四點或四、五點才睡。」

「睡到幾點？」我問。

「到七點我丟叫伊起來（到七點我就叫他起來），日頭已經那麼大了，怎麼還可以睡，當然要叫伊起床。」

我計算了一下，這樣不是每天只睡兩、三個小時嗎？睡眠不足，血壓是會高的，所以也許不是「血壓高導致睡不好」，而是「睡不好、睡不夠造成血壓高」。這時要做的，不是增加降血壓藥物的分量，而是要找出睡不好的原因，看看睡眠改善後，血壓能不能降低，再決定要不要增加降血壓藥物。

目送患者離開診間時，我腦中浮現早起的雲雀老是看貓頭鷹不順眼，覺得早上爬不起來的貓頭鷹是懶惰蟲。其實有研究顯示像雲雀或貓頭鷹的睡眠型態是天生，而非懶惰造成，雲雀型的人偏重左腦，重理智與邏輯分析，貓頭鷹型卻偏右腦，富想像力與創造力。

年輕患者生產後血壓居高不下，患者不想長期服藥，來尋求第二意見。

吃鹹、喝湯、怕熱……我問了一連串該問的問題都沒能找到答案，直到我問：

「睡得好嗎？」

「不好。」

「小孩的關係嗎？」我繼續問。

「是的。」

「一個晚上要起來幾次？」我接著問。

「不是幾次，是兩點到五點都不能睡。」

「都得站著抱對不對？」我又問。

「是啊，我一坐下來他就大哭。」

「這樣睡不夠、睡不好，也可能血壓高，如果是這樣，請別人幫忙照顧，血壓就會正常了。」我說。

「唉，很有可能，我在月子中心時血壓都很好。」

「說不定寶寶八字裡有個百日關，一百天之內都很難帶，過了就好。」

「什麼，還要那麼久喔……」

患者出了診間，我才想到腸絞痛這些問題，說不定寶寶看了小兒科醫師，媽媽的血壓就好了，也就是說媽媽高血壓，去看小兒科……咦？

還是我應該請媽媽去街頭巷尾貼符咒，「天皇皇，地皇皇，我家有個夜啼郎，往來君子唸三遍，保證一覺到天光。」

一天當中，血壓會高高低低，正常人睡覺時，血壓會降低至少百分之十，讓心臟和血管能獲得有效休息，這種我們稱為「睡眠血壓下降型」（Dipper）。但有的人是晚上睡覺時血壓沒降，和白天一樣，稱為「睡眠血壓未下降型」（Non Dipper），這種人日後得到心血管疾病的機率就高了許多。

第三種是晚上睡覺時血壓不但沒降，還比平常更高，稱為「睡眠血壓升高型」（Reverse Dipper），這種人的危險性就更高了。最後的一部分人，睡覺時血壓會降低超級多，晚上睡覺時血壓變得非常低，稱為「睡眠血壓超級下降型」（Extreme Dipper），猜猜看，這種人罹患心血管疾病的機率是最高或最低？希望你猜對了，這種人罹患心血管疾病的機率最低。

醫師發現睡覺時血壓該降而不降時，有時會選擇特別種類的藥物（例如特定ARB），有時會讓患者睡前服藥，有時還會加上睡眠檢查，因為睡眠呼吸中止症也會增加夜間血壓飆高的可能性。

睡眠與血壓，是個複雜的問題。

◎洪醫師小提醒

「睡眠血壓未下降型」：晚上睡覺時血壓沒降，和白天一樣，這種人日後得到心血管疾病的機率就高了許多。「睡眠血壓超級下降型」：晚上睡覺時血壓變得非常低，這種人罹患心血管疾病的機率最低。

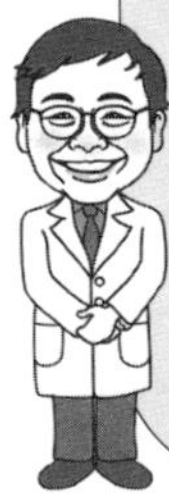

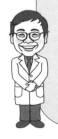

32 茶、咖啡與心臟

也許咖啡的效果因人而異，問自己的血壓計最準，喝完咖啡後替自己量一下血壓，就能知道咖啡對自己血壓的影響有多大。

「你要喝咖啡還是茶？」

「茶！」

「紅茶？綠茶？還是烏龍茶？」

「紅茶！」

「錫蘭茶？伯爵茶？還是英國早餐茶？」

「錫蘭茶！」

「要加糖嗎？」

「要！」

「蔗糖還是甜菜糖？」

「蔗糖！」

「紅糖還是白糖？」

「紅糖！」

「一匙還是兩匙？」

「一匙！」

「要加牛奶嗎？」

「要！」

「牛奶要禾斯坦種？澤西種？還是瑞士黃牛種？」

這是我小時候在《讀者文摘》「浮世繪」上看到的故事，給我的印象實在是太深刻了，那時候感覺英國人喝茶還真是龜毛講究，不過其實這個故事也說明了喝茶的複雜程度。

●喝茶學問大

多年前我在心臟學會和內科醫學會演講，講題是「茶、咖啡與心臟」，當時找了許多資料，發現針對咖啡和茶的研究很多，答案卻不一致。

舉例來說，在英國及澳洲，茶喝愈多，心血管疾病愈多，但在其他地區（包含歐洲大陸）則正好相反，在日本，則是茶喝愈多，心血管疾病愈少。也許最重要的原因是英國人喝茶常加糖，甚至還配上甜點，說不定是糖的壞處遮蔽了茶的好處。

不同的茶種，要求的沖泡時間、沖泡溫度都不一樣，茶湯中溶出來的營養成分與農藥濃度（如果有的話）自然也不同。

台灣最流行的功夫茶，是烏龍茶、高山茶、鐵觀音……，通常沖泡水溫是九十度；至於龍井這類綠茶，通常沖泡水溫是七十至八十度，或利用上投法，先注水後投茶葉；花茶要求沖泡水溫是七十五至九十度；紅茶雖然通常說沖泡水溫是八十至九十度，但在電影「金盞花大酒店」（*The Best Exotic Marigold Hotel*）中，龜毛的英國貴婦要求必須使用正在沸滾的開水。

至於浸泡時間，烏龍茶、高山茶、鐵觀音等和紅茶類似，泡幾分鐘就取出茶葉，只喝茶湯；龍井這類綠茶或花茶則泡在茶壺或茶杯中不取出，之後不斷添加熱水。更複雜的是有的茶葉可以嚼碎吞食，有的茶葉完整，有的磨碎，日本人的茶道雖然同樣是綠茶，會將抹茶的原料碾茶（Tencha）磨碎後再沖泡。

還有影響茶葉的三大因素：發酵、焙火、儲存時間。

茶葉隨發酵程度不同分為全發酵的紅茶（占全球茶葉銷量約百分之七十）、未發酵的綠茶（百分之二十八）和部分發酵的烏龍茶（百分之二）。半發酵茶在文獻中統稱烏龍茶，但其中包含輕發酵的文山包種、白茶、凍頂烏龍、高山茶、鐵觀音、水仙等，以及重發酵的普洱、烏龍等。每種茶發酵程度都不同，對於人體的反應也有差異，但在文獻中，茶的研究往往只分為三大類：綠茶、紅茶、烏龍茶。綠茶的多酚（Polyphenol）抗氧化物質高於紅茶。

普洱茶有些研究定義為全發酵茶，也有人說它是後發酵茶，因為跟其他茶葉做法不同，應該屬於另一類，它含的微生物使得抗氧化功能高於其他紅茶。

除了茶葉浸泡時間的長短、溫度的高低、茶葉是否磨碎會影響茶葉的營養成分與效用，發酵程度、焙火時間、儲存時間三大因素也有關係。依照台灣中興大學二〇一二年七月發表在《國際食物研究期刊》（*Food Research International*）的文章，新鮮或五年、十年、二十年陳茶的鐵觀音茶中，抗氧化成分均有所不同。

有研究顯示在降低體重的成效：烏龍＞普洱＞紅茶＞綠茶；降低三酸甘油脂的成效：烏龍＝普洱＞紅茶＝綠茶；降低膽固醇的成效：綠茶＝普洱＞紅茶＝烏龍；有升高HDL或降低LDL的成效：普洱；有降低HDL或降低LDL的成效：紅茶、綠茶、烏龍；有升高抗氧化物的成效：紅茶、綠茶、烏龍、普洱。

如前文所說，在歐洲大陸、英國、美國不同地區，茶對人體的影響都不相同，但都要注意茶湯溫度太高時，會增加食道癌及胃癌的風險。

日本的研究幾乎一面倒，都說喝茶對心血管有保護作用，而且對女性的影響又大於男性。六篇包含中國與日本綠茶的薈萃分析顯示，喝最多綠茶的人比喝最少的能減少百分之二十二的心血管疾病。對烏龍茶的研究就比較少，有研究顯示每天喝大於一杯的烏龍茶似乎可以減少心血管疾病。

一杯茶飲光是水溫高低、浸泡時間長短、茶葉磨碎程度、是否連著茶葉一起吃，茶葉是未發酵、半發酵，還是全發酵茶，儲存時間，甚至焙火程度、農藥殘留量的多寡等，都需要考慮在內，實在是太複雜了，所以不能光以自己喝茶的習慣來推論其他人的，一種方式安全有成效，不代表其他方式也可以。

相信大家和我一樣都昏頭了，建議不要想太多。台灣俗諺說：「茶黑黑，黑白唬」、「文章、風水、茶，真懂沒幾個」。前文與各位分享讀書心得，大家就當增長知識，不用太較真。

●咖啡知多少

至於咖啡，複雜的程度也沒差多少，讓我們先來個測驗：「濃縮咖啡和美式咖啡，哪種比較濃？」

這是陷阱題，最重要的關鍵在於什麼是濃？如果「濃」的定義是哪種咖啡的咖啡因更多，能讓人更清醒？答案會是美式咖啡！

美式咖啡雖然每盎司的咖啡因含量比較低，但因總量大，平均每杯會有約一百毫克咖啡因，相對的，標準濃縮咖啡一杯容量只有四十四毫升（一點五盎司），所以每杯只含七十七毫克咖啡因。

再來一題：「以全世界咖啡總消費來看，百分之三十六屬於重烘焙、百分之六十是中烘焙、百分之九輕烘焙（有的消費者會混搭，所以超過百分之百），哪種烘焙方法最能抑制胃酸？」

答案會是重烘焙，因為阻斷胃酸的分子NMP（N-methylpyridinium）要烘焙後才會出現。

如果不算糖，酒精、尼古丁、咖啡因，是全世界成癮性商品的三大宗，咖啡因更位居榜首。咖啡因存在於咖啡、茶、巧克力、可樂等食物中（見下頁圖表13），但含咖啡因的食物對人體的影響迄今尚未有明確結論。

全世界平均每人每天消耗七十毫克咖啡因，在有些國家（例如英國、瑞典），每人每天的消耗量可以達到四百毫克。咖啡因的結構式與氣喘藥物茶鹼（Theophylline）神似，部分也與腺苷（Adenosine）相似，是腺苷受體A1與A2A的拮抗劑，它

品項（12 盎司／ 360 毫升）	咖啡因含量（毫克）
美式咖啡	72 ～ 130
即溶咖啡	65
一般咖啡	160 ～ 220
茶	45 ～ 90
可樂	37
濃縮咖啡（2 盎司／ 60 毫升）	58 ～ 76

圖表 13　幾種飲品的咖啡因含量

的作用會刺激中樞神經、急性升高血壓、增加新陳代謝率，以及利尿等；咖啡因由肝臟代謝，作用在肝臟的代謝酶 P450 CYP 1A2，會和許多藥物相互作用。

咖啡因幾分鐘就到達血液中，一小時到達顛峰，會持續六小時以上，年紀大的人清除時間需要更久，甚至會超過二十四小時。當一日咖啡因攝取超過每公斤體重一百至兩百毫克時，就可能致命；超過每公斤十五至三十毫克的攝取量時，就會產生毒性，長期使用會產生耐受性。

咖啡因含量依食物種類不同而相

異，但同一種食物也未必每天咖啡因含量皆相同，有篇研究在同一家咖啡廳每天取樣測量咖啡因含量，結果發現同品項（例如雙份卡布奇諾）的咖啡因含量竟然每天不同，變化居然會超過兩倍，落在一百三十至二百八十二毫克之間，也就是說，如果我們像貝多芬每天喝六十顆咖啡豆煮成的咖啡，咖啡因含量也會每天不同。

百分之七十的美國人抗氧化物來自咖啡，咖啡除了咖啡因，還有其他會影響健康的成分，例如咖啡油醇（Cafestol）和咖啡白醇（Kahweol）會升高ＬＤＬ，但又會被濾紙濾掉，所以喝的咖啡是否有濾過，對健康有不同影響。

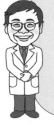

◎洪醫師小提醒

咖啡因幾分鐘就到達血液中，一小時到達顛峰，會持續六小時以上，年紀大的人清除時間需要更久，甚至會超過二十四小時。長期超量攝取會產生毒性，甚至致命。

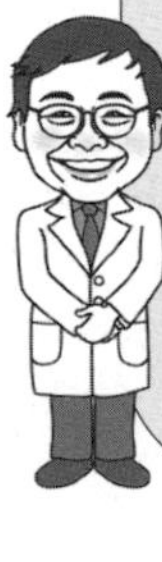

北歐煮沸咖啡（Scandinavian Boiled Coffee）、法式咖啡（French Press Coffee）、土耳其咖啡，每杯含有六至十二毫克的咖啡油醇與咖啡白醇，比較會升高ＬＤＬ；過濾咖啡、滲濾咖啡和即溶咖啡的咖啡油醇與白醇含量每杯只有零點二至零點六毫克，對ＬＤＬ的影響就小很多；濃縮咖啡雖然沒用濾紙過濾，但因為每杯分量很少，所以每杯咖啡油醇與咖啡白醇含量只有四毫克。

我們研讀咖啡文獻時，必須了解當地流行的咖啡煮法與喝法，才能對該篇研究有更正確的判讀。

●咖啡對健康的影響

法國啟蒙時代的思想家、哲學家、文學家伏爾泰（Voltaire）年過八十時，有人跟他說咖啡是慢性毒藥，喝咖啡等於慢性自殺。

伏爾泰是這麼回答的：「你說的沒錯，我想咖啡的毒一定是慢性的，不然我怎麼會喝了幾十年還沒死呢？」

咖啡在十八世紀的瑞典先被課重稅，後來又被禁止，但仍無法阻絕人們對咖啡的喜愛，據說那時的國王古斯塔夫三世（Gustav III）想用更科學的方法說服人民戒除咖啡，他把一對遭判死刑的同卵雙胞胎改判為無期徒刑，讓其中一人每天喝三壺咖啡，另一人每天喝同樣分量的茶，觀察咖啡是否會如預期般對健康不好。

沒想到一段時間後，兩名負責監控的醫師都病死了，直到一七九二年國王被暗殺了、負責實驗的人都死了，這場實驗卻還沒結束。

喝茶的死囚後來活到了八十三歲，喝咖啡的死囚活了更久；這個研究後來被戲稱為「瑞典最早的醫學實驗」。

回到現代，二〇二二年五月底《內科學年刊》（*Annals of Internal Medicine*）刊出了一篇讓咖啡擁護者振奮的研究，其中提到，在英國每天喝適量（一杯半到三杯半）咖啡，就算加了一茶匙的糖，還是可以降低百分之三十的死亡率。

這是分析英國生物樣本庫十七萬一千一百一十六人生活習慣數據的研究，這些三十七至七十三歲的人，在實驗開始時，沒有癌症，也沒有心血管疾病，追蹤七年後，得到可以降低死亡率的結論，還說每天喝三杯的人，效果最好。

死亡率降低百分之三十？太驚人了，平常要是哪個新藥能降低死亡率百分之十至二十，我們就覺得它是神藥，現在咖啡竟然可以比大多數藥物都厲害的降低百分之三十，那健保是不是該給付每天三杯咖啡呢？畢竟它比藥物更神奇啊！但是等一下、等一下，印象中英國人不是都喝茶的嗎？這些選擇喝咖啡的人，是不同的人類嗎？還是他們有不同的生活習慣呢？

這篇是觀察性研究，可以提供想法、推論，但是不能提供我們答案，最理想的研究，應該是要瑞典國王找來三千名死囚，把他們改判為無期徒刑，讓這些人分成三組，一組喝咖啡、一組喝茶、一組喝白開水……但是這實驗應該不可能通過今天的醫學倫理審查吧！

咖啡的研究非常莫衷一是，對心血管疾病的影響似乎是J型曲線，也就是過高或過低對人體都不好，適量最好。有研究提到每天喝超過四至五杯咖啡對心臟血管不好，而且相較於在美國，咖啡在歐洲對心血管疾病的影響更大，但也有研究不支持這種說法，也許就像前面說的，喝法不同，結果就不一樣；對心臟衰竭的影響也是J型曲線，完全不喝或過量都不好，每天喝二至四杯會降低心臟衰竭的發生率，五杯以上則會增加危險。

有研究顯示，每天喝二至四杯咖啡血壓會稍微升高，但每天喝更多杯反而又不會對血壓有影響。我的建議是不必管研究結果，也不必管對其他人的效果，也許咖啡的效果因人而異，問血壓計最準，喝完咖啡後量一下血壓，就能知道咖啡對自己血壓的影響有多大。

至於咖啡對於體重、糖尿病、阿茲海默症、骨質疏鬆症、腎臟病……的影響，可以寫一本專書，並非我們在此探討的目標。

咖啡與茶對身體的影響很複雜，許多作用都還有待證實與釐清，但不管如何，目前的證據看起來至少沒什麼壞處，就讓我們用愉悅的心情，丟下文獻，端著熱騰騰的咖啡或茶享受當下時光，好好品味人生吧！

33 電視裡的醫療

劇集提供了一個非常好的衛教平台，如果做得好，在不知不覺中，民眾就能獲得正確的醫療知識。

某天我陪著丈母娘看了五分鐘本土劇，劇中女主角正在住院，看起來美美的，臉上濃妝還在，病房裡還有一名來探病的女性，這時護理師進來，說要打點滴。

「護士小姐，請幫她打營養針。」

「免啦，不需要。」女主角說。

「不要緊啦，注營養針，好得比較快。」那名女性轉頭向著護理師說：「請幫她打營養針！」

「好，我請醫師開。」護理師這麼回覆。

這時我心裡嘀咕著，什麼營養針？健保會付嗎？怎麼沒簽自費同意書？護理師怎麼那麼聽探病家屬（我不知道她們是什麼關係，老婆大人說那是女主角丈夫的小三）的胡亂指揮？醫師就這麼聽家屬的話嗎？還有，什麼護士小姐，要稱呼護理師！

接著就是女主角父母來探病，問起患者的病情，「這次住院是什麼問題呢？」「沒有什麼啦，醫師說是太累了，休息幾天就會好。」

這是什麼診斷，還不趕快出院，輕症住院，健保一定核刪……

我陪著看了不到五分鐘的本土劇，就趕快落跑，免得丈母娘受不了我的碎碎唸，把我轟出家門……

老婆大人跟我說之後的劇情，營養針被動手腳加料，至於加了什麼要明天才知道。

●看電視學醫療

我在台北榮總當住院醫師時，外科醫師兩天一班，內科醫師三天一班，多數醫師都住在醫院單身宿舍裡，那時沒網路，交誼廳擺著電視，平常也都空空蕩蕩的，醫師們要麼在病房打病歷做文書工作，要麼就是躲在自己宿舍看書。

但每週到了電視播放美國醫療影集「波城杏話」（*St. Elsewhere*）的時段，交誼廳就變得人山人海、人聲鼎沸，吵得不得了。記得這部影集放映時間是平日半夜，大家第二天早上七點或七點半都還得參加晨會，可是每週一次的影集時間一到，還是有許多人不去睡覺，不熬夜看完不罷休。

隨著劇情進展，各科醫師就開始討論，常常內科醫師先發砲，開始挑剔劇中的診斷過程，外科醫師對治療也有些不滿，接著精神科醫師發表評論，各科都有意見，變成一個真正的「全院病例討論會」，熱烈程度絕對比老師們在場的正式會議更加精采。

醫療是電視劇很喜歡採用的題材，有的劇集非常講究細節，有的就比較隨便，許多醫師推崇台灣公視的「麻醉風暴」，而美國的「豪斯醫生」（*House*）、日本的「醫龍」和「派遣女醫」等雖然許多地方不盡合理，但醫師們還是很愛看。

幾年前，德國有位患者出現心臟衰竭、發燒、失明、失聰、淋巴結腫大的怪病，許多醫師都診斷不出來，後來輾轉到了一位謝佛醫師（Jürgen Schäfer）的手上，這個醫師看過「豪斯醫生」中相關的情節，很快就有了診斷，原來患者是對先前進行骨科手術時植入的鈷金屬過敏，換掉後就痊癒了。這位醫師還用德文寫了一本《豪斯診斷學》（*Housemedizin*），教醫師如何運用影集內容幫助臨床診斷。

有許多其他影片也同樣講究，在英國BBC的法律影集「皇家律師」（*Silk*）中，出現了攝護腺癌情節，製作單位就在片尾打上「有關攝護腺癌的細節，請撥打電話BBC action line 08000 566 065」等字樣，讓我對他們製作節目的嚴謹態度欽佩不已。

但有些影集就沒那麼講究，拿胸部X光片來說好了，不管是國內或國外影集，方向放對的是鳳毛麟角；在日本醫學劇「派遣女醫」，手術中推了X光機過來做氣球擴張術，但所有人都沒穿鉛衣做防護；韓劇「法庭女王」中，患者要拔管安樂死時，竟然只是移除氧氣面罩；以前的台劇有醫師看著胸腹部的電腦斷層片，判定患者是腦出血，還好近年幾部公視影集，例如「村裡來了個暴走女外科」、「麻醉風暴」等就大幅改善，內容有憑有據。

也許電視、電影，並不需要那麼講究，但我們可以從中知道製作單位的人文素養，醫療知識是否淵博正確。這些影集提供了一個非常好的衛教平台，如果做得好，在不知不覺中，民眾就能獲得正確的醫療知識；反之亦然，萬一傳播了錯誤的觀念，影響可就太深遠了，豈可不慎乎。

◎洪醫師小提醒

醫療是電視劇很喜歡採用的題材，有的劇集非常講究細節，有的就比較隨便，萬一傳播了錯誤的觀念，影響可就太深遠了，豈可不慎乎。

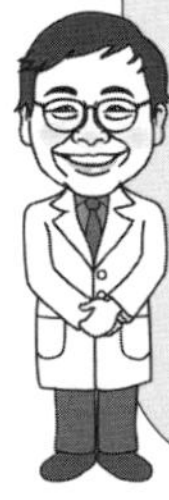

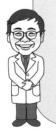

34 戳破偽訊息

平常就要建立自己的資訊信賴圈，要找可信任的資訊來源，政策類就找政府官網，醫療資訊可看醫院院刊、主流媒體有沒有相關報導，也可善用事實查核中心資源。

看完診後，病人坐著沒起身，突然身體傾了過來，通常這都代表有什麼祕密或私密話題想和我分享。

我趕快把身體和耳朵靠過去，就八卦姿勢，準備收聽祕密，果然，患者壓低聲音，神祕兮兮的開始說了。

「洪醫師，你知道多喝茶可以預防新冠肺炎嗎？」

我腦筋轉了半晌，有些轉不過來，搜尋腦中記憶，好像沒聽過這個說法，有點想發表評論，又有些納悶，如果是問這個問題，何必壓低聲音，又那麼神祕兮兮？

我正想開口說話，患者不知從哪裡突然變出一個袋子，像求婚花束一樣拿給我。「這個，讓你防疫。」他說。

我又好氣又好笑，在讓茶葉出場前，費了那麼多力氣鋪陳，患者也算花了心思，只可惜多喝茶可預防新冠肺炎的說法，還需要查證，在門診當下，我並不知道這種說法到底是真的？還是偽醫學？

●偽醫學自古有之

偽醫學的英文 Quackery 出自荷蘭文，從賣膏藥的小販演變而來，說的是「值得懷疑的診斷與檢查、未經證實的治療，渲染誇大的推廣」，也被稱為「醫學騙局」。

偽醫學自古就有，只是以前用的是口耳行銷、公開叫賣、傳單、海報，甚至利用天天要使用的硬幣。今天偽醫學的主跑道轉換成地下電台、社群媒體，我們三不五時就會收到群組中的假醫學新知、偽醫學訊息，當見到有人誤信假新知而高血壓不控制，中風變植物人，或是以偽醫學治療癌症而不治時，更是讓人氣憤扼腕。

從一枚十九世紀的美國硬幣上，就能看出偽醫學的淵遠流長。它的大小和台幣一元錢幣相當，一邊是中規中矩的印地安人頭像，下方用阿拉伯數字記著一八六三年，翻到背面，不是正常寫著 One Cent（一分），卻是在賣藥的文字：「If You Get Sick, Use Dr. Bennett's Medicines」（生病，就用班耐特醫生的藥物），字面上似乎是個單純的廣告，有些怪怪，卻很難判斷藥物真假，但從另外一枚硬幣上「500,000 Persons Cured by Dr. Bennett's Medicine」（班耐特醫生的藥物，一年治癒五十萬人）字句，就很容易可以看出它是誇大不實的偽醫學。

美國在南北戰爭期間發生硬幣荒，政府發行的一分錢幣數量極度缺乏，應運而生的是民間私鑄的一分錢硬幣，這種硬幣廣泛使用於美國東北及中西部，直到一八六四年四月二十二日國會立法禁止民間私鑄貨幣後才停止。這些私鑄的代幣，有兩種模式，一種是愛國模式，刻著口號（如聯邦必存）、政治主張（如譏諷政敵的承包發大財，寡婦無分文）或身分識別（如××軍團）；另一種，就像前文有著班耐特醫生廣告字眼的錢幣，刻著商店名稱做為廣告之用，可以單面廣告，也可以雙面，印著

××百貨、××菸草，××珠寶，或是像班耐特那枚××仙丹。

美國的這枚私鑄錢，連「班耐特醫生的藥物」裡面是什麼成分都不知道，為什麼就能判定它是偽醫學呢？因為它說「一年『治癒』五十萬人」。在十九世紀中葉，抗生素這類藥物都還沒有出現，麻醉、消毒也才剛起步，在那個除了疫苗能預防的特定疾病，其他大多數病痛都只能聽天由命的時代，這個藥物竟然敢宣稱一年治癒五十萬人，豈不荒謬。

●辨別偽醫學的方法

到了今天，偽醫學並未消失，以下有幾個方法可以辨別真偽。

1 網路上「未署名」。「不敢署名」的東西，要特別小心，常常會有問題。

2 網路搜尋該篇訊息的真假。只需鍵入第一行的重要字句搜尋，注意是否有文章提到這篇訊息是假消息。

3 網路搜尋訊息上的醫師姓名。若還有醫院名稱，試著查一下這位醫師有沒有門診。簡單來說，就是查詢是不是真的有這名人物存在（我看過同一個人名，在這篇訊息中是北醫院長，下一篇是台大醫師，但是所提到的醫院都沒有這位醫師的門診時間）。

4 注意遣詞用字。例如台灣的新聞很少用「大夫」兩字（雖然有些醫院內會用大夫二字，但新聞上鮮少出現），文章若使用「大夫」，常代表這篇文章原始出處是來自中國大陸，若內容卻說的是台灣醫師，應為偽作。

5 醫學界的治療指引通常會說「建議」、「定義」、「應該」。醫學界通常不會「規定」，健保才會「規定」，如果文章出現「美國規定 ××× 為 ×××」，要小心是假消息。

6 台灣事實查核中心的 Claire 也教我一招：「以圖反搜」。把號稱「×× 醫師推薦 ×× 藥物或是食品」的圖片，用 Google Lens 搜尋，就能知道原圖是不是這個用途，這個醫師是否真的有推薦這種治療。

7 Claire 也提供「忍、想、查、問、戳」五字訣，來防範假消息。平常就要建立自己的資訊信賴圈，要找可信任的資訊來源（政策類就找政府官網，醫療資訊可看醫院院刊、主流媒體有沒有相關報導，也可善用查核中心資源）。

收到 LINE 訊息時，別偷懶，別急著相信，稍微搜尋一下，就能辨別真偽。

●看病時最該問的問題

除了看到的消息需要查證，看病時又該如何獲得資料呢？

我覺得看病時最該問的是醫師的診斷。知道診斷後，有了方向，如果沒把握辨別網路上的假消息，就去買有信譽的出版社出版的台灣醫師著作（哈哈，像我這本）。台灣的大醫院有名有姓醫師寫的書或文章，都有一定的可信度，掛個門診，動不動五、六百元，買個保健食品，一下子就超過幾千元，一本書，也不過幾百元，對照花費與利弊，買書來看真是太划算了。

等有了基本認識，再對照醫師所作所為，如果怪怪的，要麼換醫師，要麼和醫師溝通，如果醫師做的和治療指引或與專家說法一致，就該全心全意信任他。

患者和家屬要找方法，不要為自己的懶惰找藉口，醫師不投緣、不給問，就換醫師，沒什麼大不了，但最重要的是要做功課，別怪醫師沒講、老師沒教，先問自己該做的功課做了沒。

●善用邏輯推理

這些方法也可以用在日常判斷任何事情上，像幾年前有新聞報導金正恩心導管手

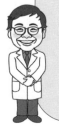

◎洪醫師小提醒

要找方法，不要為自己的懶惰找藉口，醫師不投緣、不給問，就換醫師，但最重要的是要做功課，別怪醫師沒講、老師沒教，先問自己該做的功課做了沒。

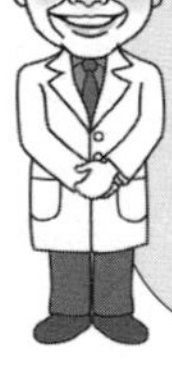

術失敗變成植物人，它說「這項手術難度不高，大約一分鐘即可完成……竟花了八分鐘才完成，最終導致金正恩變成植物人。」

只需稍微判斷，就會知道這個來自日本的消息不可能是真的，理由是它最重要的細節描述不合理，推論也錯誤。

先說「推論錯誤」的部分。

急性心肌梗塞講究D2B，D2B就是從急診室門口開始計時，算到心導管手術時氣球擴張的時間，這個時間要求愈快愈好，九十分鐘以內達成就不錯。那麼就算一分鐘變八分鐘，差了七分鐘，也就是說好像原來是九十分鐘，變成九十七分鐘，那麼這七分鐘怎麼會成為關鍵時刻導致變成植物人的原因？

再說「前提錯誤」的部分。

支架手術有一定的步驟，一般緊急心導管的順序是：

消毒、鋪單、接線、打麻藥、找血管、放置血管鞘、〇．〇三五導引導絲帶入診斷導管、移除導引導絲、診斷導管找到冠狀動脈、打顯影劑照相、確定病灶位置、脫離、導引導絲帶入、移除單邊診斷導管、放入另一邊診斷導管……

診斷完成後，○．○三五導絲再進入、移除診斷導管、放入導引導管、移除導絲、操作導引導管找到冠狀動脈、打顯影劑照相、操作○．○一四導絲穿過病灶、氣球導管套上導引導絲放到病灶、氣球擴張、照相、移除氣球導管、支架氣球套上導絲、支架氣球至病灶、撐起支架氣球、支架留在原地撤除支架氣球、照相驗收成果、後面還有許多步驟……

請告訴我你剛剛有在一分鐘內唸完這些步驟嗎？更不要說每個步驟都要確實執行。（別忘了連洗手都要唱〈生日快樂歌〉才算確實執行喔！）

當最重要的細節都錯誤時，這個「心導管室內的內幕真相」自然就不可信，新聞就不會是真的。

邏輯推理的三要素是「大前提」（在此案是一分鐘可完成）、「小前提」（花了八分鐘）和「推論」（所以變成植物人），如果大前提、小前提和推論三者都正確時，結論就一定是對的，但當任何一項有問題時，就不能得到這個結論（更不用說在此事件中，大、小前提和推論全都是錯的）。

當然也不能說結論一定是錯誤的，只能說：從這些前提與推論，是不能得到這個結論的。我為什麼寫這些呢？因為怕下次放支架時，被要求在一分鐘內完成，要是超過八分鐘，就會被投訴……

只要經過理性思考，相信聰明的你會告訴自己合理的解答。

偽醫學無所不在，但在今天只要我們願意花點力氣查詢，雖不能百分之百防堵偽訊息，但至少會有線索可循。以前我們說「保密防諜，人人有責」，但在今天，應該要「保命防偽，人人有責」，才能防範無孔不入的偽醫學。

後記

老得更慢，過得更好

新冠肺炎疫情正熾時，七十幾歲的患者步入了診間，我抬頭打招呼時，卻發現這位我看診多年的老患者今天穿著打扮和平常完全不同，他穿著白色漿燙過的襯衫，脖子上打了漂亮領結，搭配銀色閃亮燕尾服和線條筆挺的西裝褲，腳上踩著無塵潔白的鞋子，像是打扮整齊、準備要上台表演的藝人。

我壓下驚訝表情，故作鎮定，等患者要離開時，才假裝不經意的輕描淡寫問道：「等下要唱歌嗎？」

「沒有，剛剛也有人問我是不是要上台，阿就沒有啊！」

「那今天怎麼穿得那麼奅哩奅哩，有夠帥。」我稱讚道。

患者聳聳肩，對我笑了笑，說：「也沒什麼，只不過就是想穿得好一點。」

我目送他出診間，覺得有點好笑，回家以後，他鮮明的影像在腦海中揮之不去，慢慢的發酵沉澱，漸漸的我愈來愈笑不出來，變得嚴肅起來。

●瘟疫無情，活在當下

中世紀黑死病蔓延時，歐洲人口少了三分之一，像義大利西恩納（Siena）等地，百分之九十的人都沒能活下來，也就是說一個五十人的班級，會只剩下五個人倖存；所有人都在玩命運大樂透，沒人知道誰能活到明天。

史料記載著：「疾病引起的壞死及惡臭如影隨形，蔓延到每一個國度、每一座城市、每一個家庭……這種死亡無處可逃，從窗戶爬進人們家裡……」當城市的墓園不敷使用，就開挖萬人塚，或隨意將屍體拋入河中。醫學史家說：「在這個時代統治歐洲的，是恐懼。」還說在這個時代「不管失去了什麼，都沒有人哭泣，因為幾乎所有人都在等死，人們傳說而且相信，這就是世界末日。」

明末闖王李自成攻打北京時，城內正鬧著鼠疫，還沒開戰，守城的軍隊就死了大半，最後還派了三、四千名太監上城牆充數，李自成用了不到三天就攻下北京，崇禎皇帝自縊，但闖王的軍隊在這個時間進城，就像在COVID-19最嚴重時進入封城的武漢，戰力迅速衰退，很快就被衝冠一怒為紅顏的吳三桂和多爾袞大軍所敗，從此節節敗退，退出了歷史舞台。

至於台灣，早年疫病盛行，在台北士林就有個魔神仔溝，是瘟疫傷病來襲時，屍體匆促下葬的地方。日軍在甲午戰爭後攻台之役，雖然僅僅戰死一百多人，卻病死了四千六百多人，直到殖民政府引進現代醫學後，狀況才好轉。

疫病盛行時，人們沒有明天，法國作家卡繆（Albert Camus）在《鼠疫》（*La Peste*）中提到，瘟疫時「習慣於絕望，比絕望本身更慘」，「到了瘟疫的第二階段，他們連記憶都消失了」，「如今，可以看見他們在街角、咖啡館或朋友家中，平平靜靜、心不在焉、眼神倦怠……失去記憶、失去希望的他們，只活在當下」。

瘟疫來臨時，人的想法和做法都會與平常不同，會說Carpe diem（活在當下），也會說Memento mori（勿忘終有一死），就像《倚天屠龍記》裡，小昭唱的那首歌「到頭這一身，難逃那一日」。

Memento mori 這句話最早的起源，據說是羅馬帝國時代，凱旋的將軍在遊行時，會叫奴隸在背後提醒自己 Memento mori，意思是提醒自己不要得意忘形，今天雖然正處於權力的顛峰，明天卻可能是自己的死期。到了十八、十九世紀黑死病肆虐歐洲，今天好好的一個人，明天卻可能死掉，於是法國貴族追求女子把妹就常常把 Memento mori 和 Carpe diem 兩句話合用，勸人享受現在、把握人生，看能不能把美女騙上床……

怎樣才能 Carpe diem、活在當下呢？自古這就不是個簡單的議題。是要像古希臘哲學家伊比鳩魯（Epicurus）說的「人生的關鍵，就在於體驗到我們該追求快樂，避開痛苦」？還是斯多葛學派的「只擔憂能改變的事情，對於所有其他事情都不該情緒激動」？還是像聖嚴法師說的「面對它，接受它，處理它，放下它」？

前文那位盛裝來就診的患者，好像在用他的隆重打扮教導我這個凡夫俗子，在瘟疫來襲時要像他一樣，不要在乎他人眼光，只需盡情享受自己人生的每一刻，Carpe diem，活在當下。

●希臘神話的生命啟示

希臘神話中的晨曦女神厄俄斯（Eos）美麗絕倫，有著玫瑰色手指的她縱情聲色，喜歡小鮮肉，某天和年輕英俊的特洛伊城王子提托諾斯（Tithonus）相戀，女神把王子帶到了自己在東方的宮殿，兩人快快樂樂的夜夜纏綿，感情愈來愈甜蜜時，女神卻想到一個問題。女神能長生不老、永遠不死，王子卻是凡人之軀、生命有限，總有一天，兩人會面臨分離時刻。

厄俄斯想了很久，終於想出解決方法，她去懇求奧林帕斯山上的天神宙斯，希望祂能讓王子永生不死，她和王子都覺得這是個不情之請，成功機會不大，但不努力嘗試怎麼會有機會？沒想到宙斯聽了女神的請求，什麼也沒說，非常爽快的一口答應。

女神快樂的回家，告訴了提托諾斯這個好消息，兩個人都非常高興，隨著日子一天天過去，王子頭髮逐漸斑白、年華老去，厄俄斯卻依然年輕貌美、活力充沛。女神才發現當年興奮之餘，卻忘了要求宙斯讓提托諾斯青春永駐，但時機錯過，再也沒有第二次機會。

剛開始晨曦女神在家照顧王子，給他吃最好的、穿最好的，但當提托諾斯更加年邁老化，無法活動、手也抬不起來時，厄俄斯就把王子丟在黃金大門後的廂房裡，再也不管他了。提托諾斯求生不得，求死不能，為生所棄，又遭死所拒，一天天的皺縮老去，乾癟蛻變成了蟬，每天用著單調的蟬鳴，好像在呢喃著年輕的榮光，也好像在懇求著死亡的到來。

這個故事，最早出現於《荷馬讚歌》（*Homeric Hymns*），神話中女神厄俄斯的厄運還不止於此，她與提托諾斯生了兩個兒子，老大門農（Memnon）在特洛伊戰爭時死於希臘第一勇士阿基里斯（Achilles）的手中，晨曦女神哀傷兒子死亡時流下的淚水，變成葉片花朵上清晨的露珠。

哲學家會問幾個最重要的問題：「人，到底是什麼？」「存活，到底是什麼？」「死後，還有生命嗎？」

古希臘哲學家柏拉圖（Plato）說：「身體是靈魂的監獄，靈魂才是真正的自我。」回到前文提到的故事，提托諾斯還能算是「活著」嗎？他的靈魂呢？還被困在軀殼之中嗎？如果靈魂不在了，那麼是在什麼時刻離開的？他，痛苦嗎？

哲學上對人的本質分成「二元論」與「物理論」，兩派都同意肉體的存在，但最重要的差異之處在於肉體之外，是否還有靈魂的存在？前文的故事雖然只是神話，但靠著維生設備躺在安養中心的植物人，或心智逐漸喪失的生理狀態，都讓我們唏噓，深深思考「生命」的價值與意義。

回到厄俄斯女神，她既悲痛於兒子的英年早逝，又束縛於丈夫的永生不死，對她來說，到底是丈夫的遭遇還是兒子的人生才是更悲慘的宿命？當她拋下照顧提托諾斯的責任時，又有誰敢多苛責她的行為？當永世的生命，變成永無止境的沉重負擔與責任時，她的命運，我認為比希臘神話中為人類偷下火種，每天被巨鷹啃食肝臟的普羅米修斯（Prometheus）更為悲慘許多。

整篇故事中誰是最可惡的人？應該是宙斯吧！祂也許知道女神的要求少了什麼，也許不知道，也許祂根本不在意，也許祂是帶有惡意，也許只是任性的惡作劇。祂的動機沒人知道，但祂的「醫療行為」卻造成不能彌補的永世折磨。

至於提托諾斯的「長期照護」呢？是厄俄斯的責任嗎？是國家社會的責任嗎？還是宙斯該負責呢？但這永世龐大的醫療費用與照顧責任，相信就算是奧林帕斯山上的眾神，也承擔不起。

在病房裡，我們常常見到沒有反應、無法互動、長年臥床靠人照料的「提托諾斯」，但和他不同的，是這些人在還沒變成這個樣子時，如果能更注意身體，也許就不會淪落到這個處境。

有些患者會跟我說不想吃藥，希望自己得心臟病，一下就過去，毫無沒痛苦的投胎轉世。但我都會說，怕的不是死，怕的是死一半：左邊死了，右邊還沒；腦部死了，身體還沒；最可怕的，是身體死了，腦部還沒；要是不注意保養，你怎麼知道老天爺會怎麼安排？你怎麼知道老天爺替你點的生命飲料甜度是全死？七分死？半死？三分死？還是微死？

慢性疾病常常都和老化有關，跟著本書的做法，控制三高、運動、戒菸……加上看透人生的豁達心境，相信你會老得更慢，活得更久，過得更好。

健康生活 BGH206

洪惠風醫師心臟保健室

控制三高、平衡自律神經，
從心臟病的預防、診斷、治療到延緩老化的專業建議

作者 — 洪惠風

總編輯 — 吳佩穎
人文館資深總監 — 楊郁慧
責任編輯 — 許景理
插　　畫 — 小瓶仔
封面攝影 — 有 fu 攝影
美術設計 — 陳文德（特約）
內頁排版 — 薛美惠（特約）

出版者—遠見天下文化出版股份有限公司
創辦人—高希均、王力行
遠見・天下文化 事業群榮譽董事長—高希均
遠見・天下文化 事業群董事長—王力行
天下文化社長—王力行
天下文化總經理—鄧瑋羚
國際事務開發部兼版權中心總監 — 潘欣
法律顧問 — 理律法律事務所陳長文律師
著作權顧問 — 魏啟翔律師
社址 — 臺北市 104 松江路 93 巷 1 號
讀者服務專線 — (02) 2662-0012 ｜傳真 — (02) 2662-0007；(02) 2662-0009
電子郵件信箱 — cwpc@cwgv.com.tw
直接郵撥帳號 — 1326703-6 號　遠見天下文化出版股份有限公司

製版廠 — 中原造像股份有限公司
印刷廠 — 中原造像股份有限公司
裝訂廠 — 中原造像股份有限公司
登記證 — 局版台業字第 2517 號
總經銷 — 大和書報圖書股份有限公司｜電話 — (02) 8990-2588
出版日期 — 2023 年 1 月 31 日第一版第一次印行
　　　　　　2024 年 2 月 16 日第一版第七次印行

定價 — NT 420 元
ISBN — 978-626-355-056-8
EISBN — 9786263550582 (PDF)；9786263550575 (EPUB)
書號 — BGH 206
天下文化官網 — bookzone.cwgv.com.tw

國家圖書館出版品預行編目（CIP）資料

洪惠風醫師心臟保健室：控制三高、平衡自律神經，從心臟病的預防、診斷、治療到延緩老化的專業建議 / 洪惠風著. -- 第一版. -- 台北市：遠見天下文化出版股份有限公司，2023.01
面；　公分. --（健康生活；BGH206）
ISBN 978-626-355-056-8（平裝）

1.CST: 心臟病 2.CST: 保健常識

415.31　　111021522

天下文化

BELIEVE IN READING